Udo Baer
Gabriele Frick-Baer

Kriegserbe in der Seele

Udo Baer
Gabriele Frick-Baer

Kriegserbe in der Seele

Was Kindern und Enkeln der Kriegsgeneration wirklich hilft

BELTZ

MIX
Papier | Fördert gute Waldnutzung
FSC® C089473

Dieses Buch ist erhältlich als:
ISBN 978-3-407-85740-8 Print
ISBN 978-3-407-22269-5 E-Book (EPUB)

8. Auflage 2025

Werderstraße 10, 69469 Weinheim
service@beltz.de

Einbandgestaltung/Umschlaggestaltung: www.anjagrimmgestaltung.de (Gestaltung), www.stepahnengelke.de (Beratung)
Bildnachweis: © Shutterstock/Phatthanit, © Shutterstock/Skymax
Layout und Satz: Lelia Rehm
Gesamtherstellung: Beltz Grafische Betriebe, Bad Langensalza
Beltz Grafische Betriebe ist ein Unternehmen mit finanziellem Klimabeitrag (ID 15985-2104-1001)
Printed in Germany

Weitere Informationen zu unseren Autor:innen und Titeln finden Sie unter: www.beltz.de

Inhalt

Vorwort

Leiden Sie oder Ihre Angehörigen an innerer Aufgeregtheit oder chronischem Druck, ohne zu wissen, warum? Werden Sie oder Ihre Angehörigen von Ängsten überfallen, ohne zu wissen, warum? Fühlen Sie sich manchmal traurig oder leer, ohne zu wissen, warum? ... Für Sie und die Menschen, denen es ähnlich gehen mag, haben wir dieses Buch geschrieben.

Ohne zu wissen, warum – das hören wir seit vielen Jahren von Menschen, die wir begleiten. Deshalb sind wir als Therapeuten den Fragen nachgegangen, wie und warum Menschen oft unter Gefühlen und Verhaltensweisen leiden, die sie sich nicht erklären können. Wenn wir gemeinsam mit unseren Klient/innen den Spuren des Unerklärlichen gefolgt sind, fanden sich Erklärungen, die sich auf ihre selbst erlebten, aber verschütteten Traumaerfahrungen bezogen. Oft blieb aber ein unerklärlicher Rest. Bei anderen stellten wir fest, dass sie unter Traumasymptomen litten, doch *selbst* kein traumatisches Ereignis erlebt hatten. Aber – und das stellte sich beim Nachfragen schnell heraus – ihre Eltern oder Großeltern hatten Traumata erleiden müssen. Meist in den Kriegs- und Nachkriegszeiten: Bomben, Vergewaltigungen, Heimatverlust, Flüchtlingselend, Hungersnot, Gefangenschaft, Konfrontation mit dem Verlust von Unversehrtheit und Tod. Als eigene Erfahrungen oder als Zeugen.

Menschen können also unter den Folgen von Kriegstraumata leiden, ohne sie selbst erlebt zu haben. Als wir um das Jahr 2000 herum begannen, uns damit zu beschäftigen, war das noch ein Thema, über das weitgehend der Schleier des Schweigens gelegt wurde. Wir untersuchten und erforschten, *wie* traumatische

Erfahrungen weitergegeben werden, woran man dies erkennen kann und wie man therapeutisch damit umgehen kann. Diese Ergebnisse und unsere praktischen Erfahrungen stellten wir in einem Fachbuch zur Verfügung, das sich vor allem an Therapeut/innen wandte. Zu unserer Überraschung stellten wir fest, dass wir viele, sehr viele Zuschriften von Menschen erhielten, die keine Fachleute waren, aber aufgrund ihrer Betroffenheit und ihrer Beschäftigung mit dem Thema »Leute vom Fach« waren. Sie schrieben, dass sie sich »zum ersten Mal verstanden« fühlten und dass das Buch ihnen half, »Licht am Ende des Tunnels ihrer dunklen, diffusen Gefühle« zu sehen oder ihnen eine Orientierung im »Nebel des Leidens« zu geben. Mit diesem Buch wollen wir nun unsere Erfahrungen und Hinweise nicht nur Therapeut/innen, sondern einem breiten Publikum zugänglich machen.

Es ist begrüßenswert, dass die Folgen kriegstraumatischer Erfahrungen in den letzten fünf Jahren in der Öffentlichkeit beschrieben wurden. Viele Kinder und Enkel der Kriegsgeneration setzen sich damit auseinander, lesen Bücher oder schauen Filme. Sie treibt das Interesse, was ihre Eltern und Großeltern erlebt und getan haben, die oft nicht oder nur bruchstückhaft darüber reden konnten oder wollten. Doch die meisten Publikationen führen nur bis zu der Erkenntnis, *dass* es Folgen von Kriegstraumata gibt, und beschreiben, in welchen Erfahrungen sie begründet sind und wie sie sich auswirken können. Wir wollen weiter gehen und die Fragen beantworten, die uns tausendfach in Vorträgen, Therapien und Beratungen gestellt wurden: *Was hilft mir wirklich?*

Dazu gehört in erster Linie, sich selbst zu verstehen. Damit fangen wir an. Dabei erzählen wir Ihnen auch von Menschen, denen das Verstehen geholfen hat, und geben Ihnen konkrete Tipps. Im darauffolgenden Kapitel geht es darum, Verständnis für Eltern und Großeltern zu entwickeln. Nicht um alles zu entschuldigen, sondern um eine offene Haltung ihnen gegenüber zu entwickeln, die das Gespräch mit ihnen ermöglicht. Weiterhin geben wir Hinweise, wie solche Gespräche, solche Auseinandersetzungen geführt werden können, und auch dazu, was Ihnen hilfreich sein kann, wenn sie nicht mehr möglich sind. Anschließend widmen wir uns den weiteren Fragen, was Ihnen helfen kann, wie Sie sich selbst helfen können und welche Hilfe Sie möglicherweise von anderen brauchen. Dabei wollen wir Ihnen möglichst konkret anhand vieler Beispiele veranschaulichen, dass Sie den Folgen traumatischer Erfahrungen früherer Generationen nicht hilflos ausgeliefert sein müssen, sondern aktiv und verändernd damit umgehen können.

Der Kern unseres Anliegens besteht darin, dass Sie aus einem besseren Verständnis für die Eltern und Großeltern und deren Umgang mit ihren traumatischen Erfahrungen *Ihren Weg* zu einem besseren Leben finden.

Sie, liebe Leserinnen und Leser, die oder der Sie Kinder oder Enkel der Kriegsgeneration und mit Unerklärlichem und Unverständlichem konfrontiert sind, stehen im Mittelpunkt unseres Interesses. Wir haben Mitgefühl und Verständnis für die Kriegsgeneration, vor allem für diejenigen, die damals Kinder oder Jugendliche waren. Doch in diesem Buch stehen *Sie* im Vordergrund und wir sind parteilich *für Sie.*

Dass es keine Pauschaltipps geben kann, die immer und für alle gelten, ist uns selbstverständlich. Jeder Mensch ist verschieden und braucht seine eigenen Wege. Wir hoffen, dass Sie aus dem Angebot unserer Anregungen das eine oder andere für sich auswählen und nutzen können.

Bitte richten Sie sich darauf ein, dass manche Geschichten und Aussagen Sie aufregen oder aufwühlen werden. Auch wenn wir jede Dramatisierung, jede Bloßstellung und jeden Voyeurismus zu vermeiden versuchen, können wir nicht so tun, als gäbe es keine dramatischen Erfahrungen mit nachhaltigen Folgen des Leidens. Das würde den Menschen, die unter den Kriegstraumata bzw. der Weitergabe von deren Folgen leiden, nicht gerecht werden. Insofern sprengt dieses Buch den Rahmen eines bloßen »Ratgebens«: Es berührt, und das darf auch so sein. Sosehr wir uns bemüht haben, Ihnen Hinweise zur Selbsthilfe an die Hand zu geben, so sehr bitten wir Sie, unseren Hinweis ernst zu nehmen, dass mancher Weg aus dem Leiden der mitfühlenden und kompetenten therapeutischen Hilfe bedarf.

Wenn Sie sich für dieses Buch interessieren, sind Sie wahrscheinlich Kind oder Enkel von Menschen, die durch Kriegserfahrungen traumatisiert wurden. Wahrscheinlich gehören Sie aber auch zu den Menschen, denen die nachfolgenden Generationen wichtig sind, vielleicht als Eltern mit eigenen Kindern oder als Personen, die beruflich oder im privaten Umfeld mit Kindern zu tun haben. Deshalb ist es großartig, dass Sie sich mit diesem Thema beschäftigen. *Denn es gilt, die Weitergabe von Traumafolgen über die Generationen zu unterbrechen!* Es reicht schon, dass Sie als Kinder und Enkel so viel Belastendes mitbekommen haben. Wir meinen, dass es jede Mühe wert ist, zu verhindern, dass unsere Kinder und Enkel auch noch die Leiden weiterhin spüren. Es reicht! Wenn unser Buch dazu beitragen kann, wären wir sehr dankbar.

Gabriele Frick-Baer, Udo Baer
im Frühjahr 2015

KAPITEL 1

Wie Sie sich besser verstehen

Viele Menschen leiden als Kinder oder Enkel von Eltern oder Großeltern, die den Zweiten Weltkrieg oder andere Kriege erlebt haben, unter den Folgen dieser Zeit. Die Angehörigen der Kriegsgeneration mögen damals Erwachsene oder Kinder gewesen sein, manchmal sogar Säuglinge – die meisten von Ihnen haben schlimme traumatische Erfahrungen machen müssen, unmittelbar als Opfer oder als Zeugen, wie andere Schlimmes erfahren mussten. (Was ein Trauma ist, wie es nachwirkt und wie es an die nächsten Generationen weitergegeben wird, beschreiben wir im Kapitel »Antworten auf häufige Fragen« am Ende dieses Buches.)

Die Folgen, unter denen die Kinder oder Enkel der Kriegsgeneration leiden, beziehen sie selbst nur selten auf die traumatischen Erfahrungen der Eltern oder Großeltern. Stattdessen verstehen sie *sich* nicht (vor allem, wenn die Kriegserfahrungen verschwiegen wurden) und kämpfen manchmal geradezu verzweifelt und »irgendwie« gegen ihre Gefühle oder ihr Verhalten. Sind Sie vielleicht einer dieser Menschen? Wir zeigen Ihnen in diesem Kapitel, wie Sie sich besser verstehen können. Sie sind nicht »falsch« oder gar »verrückt«, wenn Sie unter den Folgen kriegstraumatischer Erfahrungen der Eltern oder Großeltern leiden. Sich zu verstehen und so besser zu akzeptieren ist der erste Schritt der Veränderung und Hilfe. Würdigen Sie, was ist: Ihre Gefühle und Ihr Körpererleben, Ihre Krankheitssymptome, Ihre Einfälle, Gedanken und inneren Bilder. Auch wenn Ihnen manches davon »seltsam«, »merkwürdig« oder »unerklärlich« vorkommt!

Sie werden sich bestimmt nicht in allem wiedererkennen, was wir im Folgenden beschreiben. Doch vielleicht in diesem oder jenem Beispiel.

Angst – ohne zu wissen, warum

Irene Jul (alle Namen in diesem Buch sind geändert) war immer schon ängstlich, solange sie sich erinnern konnte. Doch in den letzten Monaten wurde es immer schlimmer. Dass die Kriegsbilder aus Syrien und dem Irak in der Tagesschau ihr Angst machten, konnte sie nicht nur verstehen, sondern fand es »normal« (wie wir auch). Auch dass sie sich ängstigte, wenn ihre Tochter zu spät nach Hause kam. Aber die Angst kam auch »über sie«, ohne dass es einen Anlass gab, »wie aus dem Nichts heraus«. Sie konnte keine innere Verbindung zwischen Ereignissen aus ihrem Leben und der Angst herstellen. Mal hier, mal da – sie konnte sich noch so sehr zusammenreißen, die Angst kroch durch alle Ritzen und schlug unvermittelt zu.

Falls es Ihnen ähnlich geht, kann Ihre Angst aus den Erfahrungen Ihrer Eltern oder Großeltern herstammen. Wer Krieg und damit verbundene schlimme Erfahrungen durchmachen musste, musste viele Ängste durchleben und überleben. Schüsse, Bomben, Flucht, Vergewaltigungen – all das macht Angst. Angst ist als Gefühl dazu da, Menschen zu beschützen, dafür zu sorgen, dass sie sich vor einem bedrohlichen Geschehen hüten, ihm ausweichen oder vor ihm fliehen. Eine traumatische Situation ist eine solche Bedrohung. Doch die Eltern und Großeltern konnten nicht oder nur selten aus dieser Situation fliehen. Oder sie versuchten, zu fliehen, erlebten aber auf der Flucht weitere traumatisierende Bedrohungen. Also blieb die Angst in diesen Eltern oder Großeltern feststecken.

Und noch etwas kam dazu: In der Kriegsgeneration war es geradezu verpönt, über Ängste zu sprechen. Angst hatte »man« nicht zu haben. Und Trost gab es in den Nachkriegsjahren nicht und während der Kriegsjahre sowieso nicht. Also wurde über die Angst nicht geredet. Auch die Eltern von Irene Jul waren voller Angst, insbesondere die Mutter. Diese stand ihr näher als der Vater und hatte so den größten Einfluss auf sie. Doch nach außen hin galt für die ganze Familie die Fassade, die Angst wurde nicht gezeigt. Die kleine Irene nahm die Angst auf wie die Muttermilch. Die Angst sickerte in Irene Jul ein und wurde zu ihrer Angst. Einer Angst ohne Worte.

Als Irene Jul hörte, dass wenigstens ein Teil ihrer Angst möglicherweise nicht aus ihr heraus entstanden sein könnte, sondern zu ihren Eltern gehörte, war sie schon etwas erleichtert. Ihr fiel ein, dass ihre Eltern nie Angst gezeigt hatten und nie über Angst geredet hatten. Angst war ein Tabu in der Familie, Angst gab es nicht und hatte es nicht zu geben. Äußerte sie als Kind Angst, wurde die Angst ignoriert und damit die kleine Irene. Deswegen hatte sich Irene Jul immer etwas geschämt, wenn sie sich ängstigte. Sie kam sich so »anders« vor.

Ihr half nun, sich bei ihren Angstgefühlen immer zu fragen, ob sie einen »Grund« oder »Anlass« für ihre Ängste finden konnte oder nicht. Wenn die Tochter später als verabredet von der Geburtstagsparty bei der Freundin nach Hause kam, verbuchte sie das als »Anlass« für ihre Angst. Wenn sie aber mitten in der Nacht aufwachte und große Angst hatte, etwas vergessen zu haben (was sie schon erledigt hatte oder eine relativ belanglose Kleinigkeit war), dann bewertete sie das als »Angst ohne Grund«. Diese Angst bezeichnete sie für sich auch als »Mutter-Angst«.

Wenn Sie sich wiederholt ängstigen, ohne zu wissen, warum, und ohne das mit einem konkreten Ereignis in Ihrem Leben in Verbindung bringen zu können, können Sie mit Recht vermuten, dass diese Angst von den Ängsten der Eltern und Großeltern herrührt. Das *muss* nicht sein, das *kann*. Dies zu wissen erleichtert. Es ist umso wahrscheinlicher, als über Ängste und deren Quellen bei den Eltern, Großeltern oder anderen nahestehenden Personen nicht gesprochen wurde. Wir begegneten auch Menschen, bei denen im Elternhaus viel Angst die Atmosphäre prägte und oft über sie gesprochen wurde. Doch die Quellen, aus denen die Angst herrührte, sodass die Angst für das Kind irgendwie nachvollziehbar und verständlich geworden wären, waren tabu.

Wenn es Hinweise gibt, dass Ihre Angst sich auch aus den Ängsten der Kriegsgenerationen speist, dann ist es wichtig, zwischen den Anlässen Ihrer Angst zu unterscheiden. Wenn Sie einen konkreten Anlass finden, dann können Sie versuchen, an dem Angstauslöser etwas zu verändern. Frau Jul ängstigt sich, wenn ihre Tochter die Verabredungen nicht einhält. Dann kann sie mit ihrer Tochter sprechen und sich bemühen, das Verhalten ihrer Tochter zu verändern. Oder sie kann mit ihrer Tochter Regelungen vereinbaren, die ihre Angst verringern oder im Schach halten. Zum Beispiel, dass ihre Tochter bei einer Verspätung eine SMS schickt, dass mit ihr alles o. k. ist.

Doch wenn sich für die Angst kein Anlass finden lässt, dann liegt deren Quelle nicht in konkreten Geschehnissen, sondern in traumatischen Erfahrungen der Kriegsgeneration.

Wir werden später darauf eingehen, wie Sie damit umgehen können.

Bitte beachten Sie: Bei Ängsten ist es in einem ersten Schritt wichtig, zu unterscheiden, ob es einen Anlass gibt oder nicht und ob das Ausmaß Ihrer Angst dem Anlass entspricht. Ob das so ist, können nur Sie selbst wirklich beurteilen. Angst, ohne zu wissen, warum, deutet auf eine Übernahme elterlicher oder großelterlicher Ängste hin.

Die Schwierigkeit, zu trauern

Wenn Stefan Durm von seiner Frau gefragt wurde, ob er traurig sei, dann antwortete er meist mit einer Gegenfrage: »Wieso denn?« »Weil du so traurig aussiehst«, meinte seine Frau. Schroff wies er sie ab: »Ich bin nicht traurig! Was du immer hast?!«
So war es häufig. Denn seine Frau gab nicht auf, sich liebevoll für ihn zu interessieren. Zu trauern war nicht seine Sache. Er war nicht traurig. Punkt. Das war für Stefan Durm selbstverständlich. Bis sein Vater starb. Auch da war er nicht traurig, aber es geschah etwas mit ihm. Es brodelte in ihm, das spürte er. Aber mehr wusste er nicht. Er verstummte und zog sich zurück. Immer mehr. Auch seine Frau erreichte ihn nicht mehr und machte sich Sorgen, dass er depressiv würde.

So weit muss es nicht kommen, dass sich aus ungelebter Trauer eine Depression entwickelt. Doch dass Trauer nicht oder nur wenig gespürt wird, ist bei vielen Menschen verbreitet. Dabei ist Trauer doch so ein nützliches, so ein wichtiges Gefühl. Trauer ist das Gefühl, das das Loslassen begleitet. Wir Menschen müssen immer wieder etwas loslassen. Das Trauern hilft uns dabei.

Vielleicht gehören Sie auch zu den Menschen, die nicht so gut trauern können. Das mag daran liegen, dass Sie dafür keine guten Vorbilder hatten, oder andere Gründe haben. Möglicherweise wurzelt es darin, dass Sie dieses Symptom von der Eltern- oder Großelterngeneration übernommen haben. Wer den Krieg und die unmittelbare Nachkriegszeit miterlebt hat, musste vieles loslassen: die Heimat, Angehörige, Freude und Lebensglück, Gesundheit, Wertvorstellungen, Ideale und vieles andere mehr.

Eigentlich hätte angestanden, dass die Menschen trauerten. Doch das geschah nicht. Solche Gefühle zu leben war in der Naziideologie verpönt. Doch die Unfähigkeit, zu trauern, lag auch und vor allem daran, dass ca. zwei Drittel der Menschen in der Kriegs- und Nachkriegszeit traumatisiert wurden. (u. a. Radebold 2005) Sie waren danach unter Schock. Erstarrt. Betäubt. Da war kein Platz zum Trauern.

Weder bei den einzelnen Menschen noch in der Gesellschaft. Auch da wurden über Jahrzehnte die Schleier des Verschweigens und Vergessens über die schrecklichen Kriegserfahrungen gelegt. Doch das Vergessen gelingt nicht vollständig, die Trauer schwelt unterirdisch weiter.

Der Vater von Stefan Durm war als 16-Jähriger 1945 in den »Volkssturm« eingezogen und an die Front geschickt worden. Als einer von wenigen aus seiner Ausbildungsgruppe hatte er überlebt. Mehrere Freunde hatte er verloren, seine Mutter und seine Schwester waren bei den Bombardierungen umgekommen. Darüber hatte er nie gesprochen und nie getrauert. Nach dem Krieg und der Wiederkehr aus der Gefangenschaft hatte er gearbeitet, dann eine Ausbildung absolviert und dann wieder gearbeitet und gearbeitet. Für seine Familie, für sich, vielleicht auch, um zu vergessen.

Stefan Durm hatte seinen Vater nie traurig gesehen, geschweige denn weinend. Das war für ihn undenkbar. Er liebte und verehrte ihn und nahm ihn sich zum Vorbild.

Also kannte auch Stefan Durm keine Trauer. Seine Frau spürte, wenn er traurig war, doch er selbst nahm es nicht wahr. Wie ihm erging es vielen Menschen mit ihren Eltern aus dieser Generation. Nicht das Trauma bzw. die Traumaereignisse – hier die vielen Verluste seines Vaters – werden weitergegeben, aber die *Traumafolgen*. Und eine davon ist bei vielen die Unfähigkeit, zu trauern.

Als Stefan Durms Vater gestorben war, war er wie betäubt. Er funktionierte oder versuchte es zumindest. Er spürte nicht die Trauer um den Verlust des Vaters, eher eine Betäubung und vor allem eine große Schwere. Nach einiger Zeit begann er in den Unterlagen seines Vaters zu stöbern. Er fand zu seiner Überraschung eine alte Kladde. Sie enthielt Bilder der Mutter und der Schwester seines Vaters, die dieser ihm nie gezeigt hatte. Und ein Kindheitsbild seines Vaters, als er 15 war. Jung, schmächtig, mit großen Augen. »Und dieses Kind musste ein Jahr darauf in den Krieg …«, dachte er. Und da kam die Traurigkeit. Wie eine große Welle stieg sie in ihm empor, und er dachte, er müsse in ihr ertrinken. Doch er »überlebte«. Nach einer Weile ging er zu seiner Frau und zeigte ihr die Bilder, und sie sprachen und sprachen …

Manchmal bricht die Traurigkeit aus einem Menschen heraus. Oft reicht dazu ein Anlass. Hier war es das Kindheitsfoto des Vaters, bei anderen ist es eine Szene im Kino- oder Fernsehfilm, eine Musik, ein Satz in einem Roman … Die Trauer ist nicht verschwunden, sondern eingesperrt. Das ist wichtig zu wissen.

Wenn Sie auch elterliche oder großelterliche Vorbilder hatten, die nicht trauern oder ihre Trauer nicht zeigen konnten, dann nutzen Sie jede Gelegenheit, danach Ausschau zu halten, was diese Menschen loslassen mussten. Denn danach fing wahrscheinlich Ihre verborgene Traurigkeit an. Falls Sie diese Menschen direkt befragen können, fragen Sie nicht nach deren Traurigkeit, denn diese Frage werden sie abwehren. Fragen Sie nach den Verlusten und nach dem, was vorher war. Zum Beispiel nach der Kindheit vor dem Krieg. Wenn Sie nicht mehr unmittelbar die Menschen der Kriegsgeneration befragen können, suchen Sie nach Hinweisen und vertrauen Sie Ihren versprengten Erinnerungen. Das kann Türen zur ungelebten und unverstandenen Traurigkeit öffnen und Ihnen das Trauern ermöglichen.

Wenn Sie zu den Menschen gehören oder mit Menschen zusammenleben oder befreundet sind, die große Hemmungen haben, zu trauern, dann ist es sinnvoll, sich selbst und diesen Menschen zu sagen, dass sich die Trauer nicht wirklich liquidieren lässt. Und das ist gut so, denn wir wollen hier der lebendigen Trauer das Wort sprechen.

Wenn sie hervorbricht, dann scheint es so, als käme eine Welle, die alles verschlingt, oder als würde man im Meer der Tränen ertrinken. Die so lange zurückgehaltene Trauer erscheint maßlos, und das ist verständlich. Wie kann denn auch ein Gefühl, das so lange nicht gelebt werden konnte, ein Maß haben?

Wenn es Ihnen so gehen sollte, dann suchen Sie Kontakt mit jemandem, der oder dem Sie vertrauen. Wie Herr Durm, der mit den Fotos und mit seiner Traurigkeit zu seiner Frau ging. Das Schlimme am Trauern ist nicht das Traurigsein. Das Schlimme ist das Alleinsein mit der Traurigkeit. Wir versichern Ihnen: Wir haben noch keinen Menschen erlebt, der bedroht war, im Meer der Tränen zu ertrinken. Wohl aber Menschen, die in ungelebter und ungeteilter Trauer zu ersticken drohten. Trauer braucht, dass sie geteilt wird. Dann wird sie nicht zu Ihren Lieblingsgefühlen gehören, aber sie ist aushaltbar und sie kann den Schmerz über Verlorenes in Ihnen lösen und den Weg freimachen für eine neue Lebendigkeit. Geteilte Trauer ist halbe Trauer.

Schenken Sie der nachfolgenden Generation, der Generation Ihrer Kinder und Enkelkinder, Ihre Bereitschaft und Fähigkeit, zu trauern. Nehmen Sie die Chance wahr, die Generationenfolge der Unfähigkeit, zu trauern, zu unterbrechen.

Bitte beachten Sie: Ungelebte Trauer verschwindet nicht, sie friert allenfalls ein. Um sie aus der Erstarrung zu lösen, in der sie in den vorherigen Generationen und vielleicht in Ihnen überwintert hat, halten Sie Ausschau nach dem, was losgelassen werden musste. Denn Trauern ist das Gefühl des Loslassens. Lassen Sie Trauer zu und teilen Sie Ihr Traurigsein mit anderen.

Schrecken ohne Worte

Peter Kräuder verstand sich selbst nicht mehr. Er stand doch mitten im Leben, wie er oft sagte, und war ein forscher Typ. Doch in der letzten Zeit ertappte er sich dabei, dass er häufig erschrak. »Ich kenn mich selbst nicht mehr. Ich werde richtig schreckhaft«, erzählte er seinem Freund Stefan. Der Schrecken kam, wenn eine Tür knallte, wenn der Strom ausfiel oder wenn sich eine Hand unvermittelt von hinten auf seine Schulter legte. Er fühlte sich immer dünnhäutiger. Wenn er in der Tagesschau Meldungen über Krieg und andere Katastrophen sah, überfielen ihn große Ängste. Er war immer weniger in der Lage, diese Ängste »wegzustecken«, wie er es nannte.

Sicherlich wird es Situationen geben, in denen auch Sie erschrecken. Das ist normal. Störend wird es, wenn es einen »Bedeutungsüberhang« oder eine Intensität des Schreckens gibt, die für den Anlass nicht mehr angemessen ist. Der Schrecken gewinnt dadurch ein Übermaß an Bedeutung für das Leben und Erleben eines Menschen.

Manchmal steigert sich die Schreckanfälligkeit allmählich, wie bei Peter Kräuder. Sie kann Sie dann so bestimmen und in Beschlag nehmen, dass Sie schon Angst bekommen, wenn Sie daran denken, dass Sie der Schrecken ein weiteres Mal überfallen könnte. Wenn das der Fall ist, könnte es ein Hinweis dafür sein, dass sich Folgen kriegstraumatischer Erfahrungen früherer Generationen in Ihnen breitgemacht haben.

Vieles Schreckliche und Erschreckende musste die Generation der Eltern und Großeltern in der Kriegs- und unmittelbaren Nachkriegszeit erleben. Da schliefen die Menschen in ihren Betten angezogen mit der gepackten Tasche daneben, und plötzlich heulte der Luftalarm und sie schreckten hoch. Da gab es Explosionen, Kampfhandlungen und andere Ereignisse, die die Menschen in Angst und Schrecken versetzten. Da gab es Stimmen und andere Laute, die anzeigten, dass Nachbarn verschwunden waren oder dass Angehörige und andere plötzlich völlig verstört oder im Schrecken erstarrt wieder auftauchten. Und oft und allzu oft wurde über diesen Schrecken und über das Erschrecken nicht gesprochen. Diese Generationen machten das »mit sich selbst ab« und versuchten, ihr Erschrecken zu verbergen.

So konnte das Erschrecken »als solches«, abgekoppelt von den traumatischen Ereignissen, ungefiltert und ungewusst in die Kinder und Enkel »hineinsickern«. Sie spüren den Schrecken der Eltern und teilen ihn, ohne dass sie wissen, was den Schrecken ausgelöst hat. Denn bei den Eltern und Großeltern hat sich die Erfahrung des Schrecklichen oft darin verfestigt, dass sie chronisch schreckhaft wurden und besonders intensiv, mit Bedeutungsüberhang, erschraken und erschrecken. Dies hat Herr Kräuder übernommen, und dies beunruhigt ihn, da er nicht weiß, warum er so fühlt.

Den Zusammenhang dieser Schreckhaftigkeit mit traumatischen Erfahrungen der Eltern oder Großeltern zu erkennen ist ein erster Schritt, besser mit dem Erschrecken umzugehen. Für manche Menschen nimmt dies schon etwas von der Gewalt des Erschreckens.

Als Herr Kräuder erfahren hatte, dass sein Erschrecken ein Bestandteil der Traumaweitergabe durch seine Vorfahren war, erleichterte ihn das ein wenig. Oder eigentlich sehr, wie sich später im Gespräch mit ihm herausstellte. Denn das Wissen um diese Quellen seiner Schreckhaftigkeit war die Voraussetzung dafür, sich zu verstehen. Und erst, als er sich selbst nicht mehr fremd war und aufhören konnte, mit sich zu hadern, konnte er an Veränderungen denken.

Denn die Schreckhaftigkeit war damit selbstverständlich noch nicht verschwunden. Er nahm sich als Erstes vor, Situatio-

nen zu vermeiden, in denen er häufig erschrak. Das gelang ihm ganz gut, indem er keine Tagesschau mehr sah, sondern in der Zeitung las, aus der ihn die Bilder nicht so unmittelbar ansprangen. Doch es blieben weiterhin zahlreiche Situationen, in denen er erschrak. Hier ging er dazu über, nach jeder Erfahrung des Erschreckens eine Pause von zwei bis fünf Minuten einzulegen. Egal, wann das der Fall war. Wenn er im Auto erschrak, fuhr er so schnell wie möglich an den Straßenrand oder an die nächste Raststätte. Er trank einen Kaffee oder einen Schluck Wasser und versuchte sich zu beruhigen, indem er tief und langsam durchatmete. Wenn er in seinem Büro erschrak, z.B. wenn eine Tür knallte oder eine Tasse zu Bruch ging, lief er ans Fenster, öffnete es und atmete einige Minuten tief die Luft ein. Es half. Die Kraft des Schreckens wurde allmählich geringer.

So, wie Herr Kräuder die Erfahrung machte, wird es Ihnen vielleicht auch ergehen, wenn Sie unter Schreckhaftigkeit leiden, die Sie nicht mit selbst erlebtem Schrecken in Verbindung bringen. Sie können Auslöser des Erschreckens vermeiden, das hilft, wird aber nie vollständig wirken. Das Gefühl des Schreckens »überfällt« uns Menschen. Wir können uns meist nicht dagegen wehren, zumindest nicht in der konkreten Situation. Unser Körper reagiert, unser Gefühlsleben, unsere Atmung, alles zieht sich in uns zusammen, und gleichzeitig gehen unsere Sinne in Hab-acht-Stellung, um Gefahren und Bedrohungen zu identifizieren. Diese Reaktion verläuft automatisch. Sie können sie nicht wegtrainieren. Was Sie aber tun können, betrifft die Zeit unmittelbar nach dem Erschrecken. Sie können in der Zeit danach sich und damit dem Erschrecken Raum geben, sich wieder aus der Erstarrung zu lösen, den Atem wieder bewusst fließen zu lassen und Ihre Erregung abzubauen. Denn oft ist der Schrecken, vor allem eben, wenn er der Kriegsschrecken der Eltern- und Großelterngeneration ist, »in den Knochen« stecken geblieben und hat sich in Ihnen eingenistet. So konnte es geschehen, dass Sie immer schreckhafter geworden sind. Jeder neue Schrecken baute und baut dann auf den Erfahrungen des früheren Schreckens auf.

Das beste Mittel gegen die Steigerung von Schreckhaftigkeit ist deshalb die bewusste Nachsorge nach der Schrecksituation. Oft ist dies nur eine »Schrecksekunde« – erlauben Sie sich ein wenig Sanftheit mit sich selbst, etwas Verständnis und Eigenfürsorge, und gönnen Sie sich danach einige Anti-Schreck-Minuten, einige Minuten der Entspannung.

Bitte beachten Sie: Ihre Schreckhaftigkeit kann ihre Quelle in den Schreckenserfahrungen der Eltern- und Großelterngeneration haben. Gönnen Sie sich eine fürsorgliche Anti-Schreck-Entspannung nach den Schrecksekunden.

Schmerz ohne Trost

»Einmal bin ich als Kind von zwei Jungen und zwei anderen Mädchen auf der Straße verprügelt worden. Die wollten mir meine Jacke klauen, aber ich hab sie ihnen nicht gegeben. Darauf bin ich immer noch stolz. Aber die haben mich übel zugerichtet. Ich hatte Glück, dass ein Erwachsener vorbeikam und einschritt. Da hauten sie ab. Ich musste im Krankenhaus genäht werden. Als ich nach Hause kam, hatte meine Mutter nichts mitbekommen. Sie arbeitete auf Schicht. Als sie von der Arbeit kam und mich mit meinen Verbänden und Pflastern und den verheulten Augen sah, bekam ich erst einmal eine Ohrfeige. ›Heul nicht so rum. Was hast du denn wieder angestellt!?‹ Das war die Begrüßung.«

Solche und ähnliche Erfahrungen haben viele Angehörige der zweiten Generation – also der Generation nach der Kriegsgeneration – gemacht, vielleicht auch Sie. Es war nicht erlaubt, Schmerzen zu haben oder gar zu zeigen. Und wenn man Schmerzen hatte, dann war man »selber schuld«, hatte es »verdient« – da wurde gar nicht nachgefragt, was geschehen war.

Bei manchen Kindern und Enkeln der Kriegsgeneration führte das dazu, dass sie regelrecht unempfindlich für Schmerzen wurden. Sie gingen nicht zum Arzt, obwohl sie einen Rippenbruch hatten: »Ach, das bisschen, das verläuft sich wieder …«

Warum ist das so? Menschen lernen über Vorbilder, und die Vorbilder, die Eltern und Großeltern, waren darauf trainiert, keinen Schmerz zu zeigen. Das hat vor allem vier Gründe:

Der erste Grund besteht in der Erziehung und in solchen Leitsätzen wie: »Die Schmitzens weinen nicht!«, »Gefühle gibt es bei den Nachbarn, aber nicht bei uns!«, oder: »Diese Schmuserei haben wir doch nicht nötig!«, oder: »Indianer kennen keinen Schmerz!«, oder: »Sei doch keine Heulsuse!« … Wer mit solchen Äußerungen groß geworden ist, wird vieles dafür tun, den eigenen Schmerz nicht zu zeigen.

Zweitens spiegelt der Leitsatz »Er wird dir schon zu Recht passiert sein« eine zentrale Haltung in der NS-Zeit wider. Damals geschah vielen Menschen schlimmes Unrecht, und die meisten Deutschen schauten weg, verschlossen die Augen vor den Grausamkeiten der Terrorherrschaft. »Da wird schon was dran sein, das wird denen schon zu Recht passiert sein …« – solche scheinbaren Rechtfertigungen dienten dazu, an den Schmerzen der Opfer vorbeizusehen. Und diese Leitsätze blieben auch nach der NS-Zeit wirksam.

Drittens ist es wichtig, zu wissen, dass, wenn wir Menschen Schmerzen fühlen, im Gehirn die gleiche Region bei seelischem wie bei körperlichem Schmerz aktiv wird. Deshalb werden viele Menschen, die in ihrem seelischen Schmerz abstumpfen, weniger empfindsam auch bei körperlichem Schmerz und spüren ihn tatsächlich oft nicht oder nicht so stark wie andere.

Der vierte Aspekt besteht darin, dass die Schmerzunempfindlichkeit eine klassische Reaktion auf traumatische Erfahrungen ist. Menschen, die Holocaust- oder Kriegsopfer waren, berichten, dass es in den Gruppen im KZ, im Bunker, in Gefangenenlagern üblich war, sich nicht zu berühren und keine Schmerzen zu zeigen. Man musste sich betäuben, musste den Schmerz abtöten, um »durchzukommen«. »Hart wie Kruppstahl« zu sein war einerseits Naziideologie, die die einzelnen Menschen zu unvorstellbaren Grausamkeiten befähigte. Andererseits machte es die menschliche Fähigkeit des Abhärtens möglich, sodass die Opfer, die physisch die traumatischen Erfahrungen überlebten, auch psychisch überleben konnten.

Wenn diese Verneinung des Schmerzes – aus welchen Gründen auch immer – nun als Vorbild gelebt wird, wachsen die Kinder dieser Menschen mit den Leid schaffenden Lebenskonzepten auf, dass es keinen Schmerz gibt oder dass er nicht gezeigt werden kann und darf. Falls Sie auch mit solchen Erfahrungen groß geworden sind, werden Sie wahrscheinlich auch gehört und erlebt haben, dass der Schmerz, wenn er doch vorhanden ist, angeblich keinen Trost braucht, dass Sie kein Anrecht auf Trost haben.

> *»Ich musste es erst mal richtig lernen, dass ich auch mal ein klein wenig jammern kann. Das war wahrscheinlich ganz kläglich, aber ich kam mir dennoch vor wie ein elender Jammerlappen. Doch meine Kinder sagten mir, das sei doch gar nicht so schlimm, wie ich immer denken würde. Wenn es wehtut, dann tut es weh. Den Kindern gegenüber habe ich das komischerweise immer schon so gehalten. Aber dass das auch für mich gelten könnte ... Das war mir neu. Nur weil ich sagte, dass mir etwas wehtat, konnten mir andere helfen. Und dann musste ich auch noch lernen, diese Hilfe anzunehmen. Ja, ich musste richtig lernen, mich trösten zu lassen. Und dass es eine Form von Trost ist, wenn Leute mir gegenüber Verständnis und Mitgefühl zeigen ,und dass sie mich sogar schonen wollen. Mir kam das immer ganz fremd vor. Ich musste mich richtig daran gewöhnen.«*

Vielleicht ergeht es Ihnen wie vielen Menschen, die in einer ähnlichen Atmosphäre aufgewachsen sind wie dieser Mann. Sie müssen und dürfen neu lernen, Schmerz als Schmerz zu empfinden und ihn zu äußern. Und dann müssen Sie sich damit auseinandersetzen, dass Ihnen geholfen wird, dass es Trost gibt. Etwas, was Sie sich vielleicht heimlich ersehnt haben, geschieht wirklich – das ist fremdartig, und Sie müssen sich daran gewöhnen. Wenn es Ihnen so geht, können wir Ihnen nur sagen: Es lohnt sich, den Schmerz zu teilen. Es lohnt sich, sich trösten zu lassen.

Bitte beachten Sie: Schmerz ist Schmerz! Also zeigen Sie ihn und teilen Sie ihn anderen mit. Setzen Sie der Härte, der Gnaden- und Mitleidlosigkeit Ihren Willen entgegen, schmerzvolle Erfahrungen zu würdigen. Dann können Sie getröstet werden und dabei auch üben, wie Sie andere trösten. Beides sind wundervolle Erfahrungen, wie Sie sicherlich wissen.

Leere und das schwarze Loch

Lisa Gerstner kam sich immer irgendwie leer vor. »Ich fühle mich oft wie eine hohle Nuss. In mir fehlt etwas«, sagte sie, »und ich weiß nicht, was das ist.« Sie konnte sich nicht erklären, wo dieses Gefühl herkam, das sie sehr beschäftigte und auch einschränkte. Vor allem in Beziehungen zu anderen Menschen wurde sie immer wieder mit ihrer Leere konfrontiert und wusste oft nicht, was sie wollte, wen sie wollte, welche Nähe, welchen Abstand … Ihre innere Leere verunsicherte sie. Auf die Frage, ob es diese Leere auch bei ihren Eltern gab, musste sie erst nachdenken. Dann war sie sehr entschieden und sagte: »Das weiß ich nicht, ob es diese innere Leere gab. Aber ich bin mir sicher, dass es diese Leere zwischen ihnen gab. Insbesondere zwischen den Eltern und den Großeltern.«

Sicherlich werden Sie es kennen, dass Sie sich manchmal leer fühlen. Das kann ein Zeichen der Überarbeitung sein oder auch ein Zustand nach einer bestandenen Anstrengung wie einer Prüfung. Vielleicht empfinden Sie die Leere auch als einen angenehmen Zustand, wenn nicht mehr alles auf Sie einströmt und Sie entspannen. Doch diese Leere meinen wir nicht. Wir meinen ein Gefühl oder Empfinden von innerer Leere, das beunruhigt. Eine Leere, die zwar spürbar ist, die man aber nicht erklären kann und die einen Menschen behindert. Sie zeigt sich oft vor allem darin, nicht zu wissen, was man genau möchte, wohin es einen zieht. Dann tut man vielleicht das, was die anderen sagen. Oder man tut so, als wisse man, wo es langgeht. Dass man aber in Wirklichkeit keine Ahnung hat, darf niemand merken. Das ist anstrengend, extrem anstrengend.

Mit einer solchen Leere ist niemand geboren. Sie entsteht aus der Leere zwischen den Menschen. Wie bei Lisa Gerstner. Viele Menschen der Kriegsgeneration, die traumatische Erfahrungen erleben mussten, erlebten die Leere zwischen den Menschen. Ihre Beziehungsfähigkeit, ihre Möglichkeit zu emotionaler Nähe waren eingeschränkt. Dies lag insbesondere daran, dass die Menschen in der Zeit nach ihren traumatischen Erfahrungen keinen Trost, keine Unterstützung, keine Wärme erfahren hatten. Sie mussten alles mit sich selbst abmachen und haben sich darin eingerichtet. Dieses Verhalten, Gefühle nicht zu zeigen oder nur sehr selten und Probleme nicht mit anderen zu teilen, wurde zur Selbstverständlichkeit. Angehörige der nächsten Generation spüren das dann oft als Leere zwischen den Menschen. Eine Frau, die wir im Rahmen unserer Studie interviewt haben, erzählte:

> *»Da war immer eine Lücke bei meinen Eltern, zwischen denen, aber auch in denen, irgendetwas fehlte, irgendetwas war nicht da, etwas, das nicht fassbar war. Und irgendwann war die Lücke auch in mir, war in mir auch so eine Leere. Ich weiß nicht,*

wie man das so richtig bezeichnet, aber Leere ist das Wort, was mir einfällt. Innerlich war ich da irgendwie leer.«

Diese Leere zwischen den Menschen ist für die betreffenden Menschen selbst oft gar nicht so sehr als Problem spürbar, doch ihre Kinder merken dies. Sie sind davon betroffen, denn diese Leere kann in sie einsickern und dort zu einer inneren Leerstelle werden, zu einer Lücke, in der sich all das »versammelt«, was ihnen gefehlt hat, was sie an zwischenmenschlichen Begegnungen nicht erfahren haben: zu einem schwarzen Loch.

Lisa Gerstner fielen viele Lücken ein, von denen sie vor allem in Bezug auf ihre Eltern wusste. Je länger sie darüber nachdachte, desto mehr. Die Eltern hatten kaum etwas darüber erzählt, wie sie selber aufgewachsen waren. Sie wusste nichts von deren Schulzeit, von deren Schulfreunden, viele, viele Lücken gab es. Sie wusste, dass die Eltern tüchtig waren und viel gearbeitet hatten, wie die Großeltern auch. Doch wie die Großeltern den Krieg erlebt hatten, in welche Welt und familiäre Atmosphäre sie ihre Kinder hineingeboren hatten und wie ihre Eltern aufgewachsen waren, von all dem wusste sie nichts, hatte nicht einmal eine Ahnung. Es fiel ihr nun wie Schuppen von den Augen, dass es ganz viele Lücken, ganz viele Leerstellen gab, dass da ganz viel Leere war. Und nicht nur zwischen ihren Eltern und zwischen Eltern und Großeltern, sondern auch zwischen ihnen und ihr, da sie ja Teil dieses Beziehungsgeflechts war.

Sie versuchte in der Folgezeit, diese Lücken zu füllen. Das eine oder andere konnte sie von ihren Eltern erfahren. Die Großeltern waren mittlerweile so krank, vor allem dement, dass die Bemühungen bei ihnen fruchtlos waren. Doch auch bei den Eltern biss sie in weiten Teilen auf Granit. Sie wollten nicht erzählen oder konnten nicht, manchmal verließen sie sogar wortlos den Raum, wenn sie gefragt wurden. Je mehr die Eltern mauerten, desto mehr strengte sich Lisa Gerstner an – auch dies ist ein häufiges Verhalten, wenn Leere von Angehörigen der nächsten Generation erfahren wird. Wir Menschen halten Leere nicht oder nur schwer aus und tun alles, um die Leerstelle zu füllen, zumindest, wenn wir sie spüren und sie nicht mehr als Selbstverständlichkeit akzeptieren.

Als Lisa Gerstner merkte, dass ihre Bemühungen fruchtlos waren, gab sie auf und wurde sehr traurig. Bei einer Freundin schüttete sie ihr Herz aus, weinte viel und sagte: »Ich gebe es auf. Ich muss schauen, wie ich selbst zurechtkomme.«

Falls Sie in einer ähnlichen Situation sind, können wir Sie nur darin unterstützen, es ähnlich wie Lisa Gerstner anzupacken. Versuche, Informationen zu bekommen, Gefühle zu erfahren und so wenigstens einige Leerstellen zu füllen, sind gut und notwendig. Doch wenn sie nicht fruchten, helfen noch so viel Ausdauer oder vermehrte Anstrengungen nicht. Wir wissen, dass diese Leere wie ein schwarzes Loch wirkt, das Energie von vielen Menschen in sich aufnehmen kann, so wie das schwarze Loch im Weltraum alle umliegenden Sterne verschlingt. Damit Sie mit Ihrer Lebensenergie nicht von einem schwarzen Loch verschlungen werden, ist es gut, sich abzuwenden, vielleicht mit eigenem Willen, vielleicht indem Sie die Müdigkeit und Erschöpfung nach langer Anstrengung würdigen, vielleicht mit Unterstützung anderer oder mit beidem, und sich dem zuzuwenden, was Ihr Leben lebenswert macht, und Ihr eigenes Leben zu leben.

Bitte beachten Sie: Wenn Sie eine Leere in sich spüren, können Sie sicher sein, dass diese Leere aus Erfahrungen zwischenmenschlicher Leere entstanden ist. Dass diese Erfahrungen mit dem kriegstraumatischen Erleben vorheriger Generationen zu tun haben, ist eine begründete Vermutung. Gehen Sie dem nach, soweit es Ihnen möglich ist. Das Wichtigste ist, das schwarze Loch als solches zu identifizieren und dadurch zu erkennen, dass Ihre Beziehungserfahrungen nicht nur aus Ihnen selbst heraus entstanden sind. Das hilft Ihnen dabei, irgendwann einen Schritt beiseite zu treten und Ihr Leben zu leben, so gut es geht. Erfahrene Beziehungsleere heilt mit neuen, erfüllten Beziehungserfahrungen.

Herzenseinsamkeit

»Ich habe zwar viele Freunde und auch einen Partner und zwei Kinder, die ich liebe, aber manchmal überkommt mich so eine tiefe Einsamkeit, dass ich gar nicht weiß, wie mir geschieht«, erzählt Annegret Lenners. »Eigentlich geht es mir doch gut. Ich kann das gar nicht verstehen.«

Sie vermutete, dass diese Gefühle mit ihrer vaterlosen Kindheit zusammenhängen könnten. Der Vater war früh gestorben. Die Mutter hatte als Kind den Krieg miterlebt, die Flucht in der Nachkriegszeit, Hunger und einiges mehr. Annegret Lenners konnte sich ihre Einsamkeitsgefühle nicht erklären und meinte, sie sei »nicht ganz in Ordnung«.

Annegret Lenners litt unter einer bestimmten Art von Einsamkeit, die wir »Herzenseinsamkeit« nennen. Menschen wie sie können viele gute Kontakte haben, Freundschaften, Partnerschaften und dergleichen mehr, aber es fehlt etwas ganz Besonderes. Es fehlen Menschen, denen sie ihr Herz anvertrauen können, zu denen sie gehen, wenn es ihnen ganz schlecht geht oder wenn sie vor Freude jauchzen könnten.

Annegret Lenners zeigte ihre Gefühle nur selten spontan. In größeren Gruppen und mit etwas Alkohol konnte sie »aufdrehen«. Doch in näheren Begegnungen war sie eher kontrolliert, und in ihrem Herzen blieb sie einsam.

Sie führte dies darauf zurück, dass sie ohne Vater groß geworden ist. Doch das war nur ein Teil ihrer Wahrheit. Denn als sie danach gefragt wurde, ob und wie weit denn ihre Mutter ihr Herz geöffnet und mit ihr geteilt habe, antwortete sie: »O nein, meine Mutter ließ nichts aus sich heraus, sie war zu, ja, man kann sogar sagen, sie war kalt!«

Als Kind hatte sie, wie ihr jetzt einfiel, sehr darunter gelitten.

Auch hier finden wir in der Herzenseinsamkeit eine Folge kriegstraumatischer Erfahrungen. Der Schmerz der Mutter über all das, was sie erleben musste, die vielen Toten, die sie sah, die großen Gefahren, die sie durchstehen musste, all das hatte ihr Herz verhärtet. Und sie fand in den Jahren nach dem Krieg nicht genug Wärme und nicht den Trost anderer Menschen, um ihr Herz wieder zu öffnen. Sie hatte gehofft, dass sie durch die Partnerschaft mit dem geliebten Mann kurz nach Kriegsende einen Weg zu einem glücklichen Leben finden könne. Doch dessen früher Tod hatte sie wieder in die Verhärtung zurückgeworfen.

Auf die Tochter färbte dies ab. Da ihre Mutter ihr nicht ihr Herz mit dem Schmerz über den Verlust ihres Mannes öffnete, hatte sie auch keinen Zugang zu dem Herzen ihres Vaters. Sie wusste nicht, ob er sie, seine kleine Tochter, geliebt hatte. Er fehlte, auch in ihrem Herzen. Für sie war es durch das übermächtige Vorbild der Mutter selbstverständlich, dass Menschen ihr Herz nicht zeigen konnten, ja durften. Erst mit ihren Kindern merkte sie, dass es da auch noch andere Möglichkeiten des innigeren Zusammenlebens gab.

Nach und nach versuchte Annegret Lenners, mit ihren Kindern mehr Herzlichkeit zu leben. Sie suchte vor allem das Gespräch mit ihrem Mann, der ein sehr rationaler Mensch war und wenig über seine Gefühle sprechen konnte. Sie erzählte ihm öfter, wie es ihr erging, und er hörte immerhin zu, auch wenn sie sich gewünscht hätte, dass er von seinen Gefühlen und seinem Leben mehr mitteilte, ihr und auch den Kindern. Doch in ihrer Freundin fand sie eine Partnerin und Verbündete, mit der sie üben konnte, ihr Herz auszuschütten … Auch wenn es manchmal schwierig war, Worte zu finden für das, was sie beschäftigte.

Annegret Lenners beschritt einen richtigen Weg, der, wenn Sie unter ähnlichen Erfahrungen leiden sollten, für Sie anregend sein könnte. Es ist wichtig, sich die Menschen zu suchen, mit denen man Herzensfragen teilen kann. Das sind nicht unbedingt diejenigen, mit denen man zusammenlebt und die man aus Gewohnheit für die besten Freunde oder Freundinnen hält. Oft werden Sie anfangs nicht wissen, ob Sie diesen Menschen Ihr Herz anvertrauen oder Herzensangelegenheiten mitteilen können. Dann gilt es, das in kleinen Schritten zu versuchen und aus den Erfahrungen zu lernen.

Bitte beachten Sie: Wege aus der Herzenseinsamkeit beginnen damit, Ihre Erfahrungen zu würdigen und zu verstehen. Vielleicht hat Ihre Herzenseinsamkeit ihre Quelle nicht darin, dass Sie als Kind zu wenig geliebt wurden, sondern dass diese Liebe nicht gezeigt werden konnte? Vielleicht wurde Ihre Herzenseinsamkeit von der Kriegsgeneration »geerbt«? Suchen Sie sich Menschen, denen Sie Ihr Herz öffnen können und die Ihnen ihr Herz öffnen. Fangen Sie mit kleinen Schritten an und werden Sie nach und nach mutiger.

Leistungsdruck

Bernd Möbius leistete viel, immer und überall. Er ging im Beruf voran, machte Überstunden, arbeitete effektiv und gönnte sich kaum Pausen. Auch im Ehrenamt engagierte er sich, kümmerte sich um seine Familie, besonders um die schulischen Erfolge der Kinder. Seine beiden Töchter fuhr er oft zum Sportverein und kümmerte sich darum, dass sie im Training gut vorankamen. Seine Freunde und Nachbarn bewunderten ihn dafür, was er alles »auf die Reihe bekam«, was er so schaffte. Für ihn war das einerseits selbstverständlich, andererseits war er auch ein bisschen stolz darauf und konnte nicht verstehen, dass andere Menschen nicht so waren wie er. Das verwunderte ihn, aber »es war nun mal so«, wie er sagte. Doch dann wurde er krank, Herzrhythmusstörungen, Kreislaufzusammenbruch ohne organischen Befund, er musste ins Krankenhaus. Nun im Bett liegend und nichts tun könnend, war er völlig durcheinander und verstand die Welt nicht mehr.

Wie Bernd Möbius geht es vielen Kindern der Kriegsgeneration und ihren Enkeln (wir betonen dabei: Männern wie Frauen, damit nicht der Verdacht aufkommt, Leistungsdruck sei nur Männersache).

Die Menschen, die den Krieg erlebt hatten, mussten viel leisten. Sie mussten leisten, um ihr Leben, ihr Zuhause, ihre Existenz wieder aufzubauen – auch »damit die Kinder es mal besser haben« –, und sie mussten viel leisten, um die Schrecken der traumatischen Erfahrungen zu verdrängen. Und außerdem: Wer viel Leere, viel Unausgesprochenes und viel Ungelebtes zwischen den Menschen erlebt und stattdessen kaum Nähe erfährt, ist häufig geneigt, zu versuchen, die zwischenmenschlichen Beziehungen über Leistung zu regulieren.

Das wird dann an die Menschen der nächsten Generation weitergegeben, die ein leistungsorientiertes Leben führen, ohne zu wissen, warum. Es ist für sie selbstverständlich, so wie es für Bernd Möbius selbstverständlich war. Doch irgendwann geht dies nicht mehr. Entweder wird das Leben zu schal, und die Menschen merken, was ihnen an Liebe, an Nähe, an Wärme fehlt – »Das kann doch nicht alles gewesen sein« –, oder es gibt einen körperlichen oder seelischen Zusammenbruch. Dadurch werden die Menschen oft auf sich selbst zurückgeworfen und damit konfrontiert, dass sie nicht wissen, wer sie sind, wenn sie nichts leisten!

Wenn Sie in Ihrem Leben viel leisten, dann ist das gut so. Und dann kann das auch so bleiben. Doch wenn dieses Leisten Ihre zwischenmenschlichen Beziehungen bestimmt und Sie darunter leiden, wenn Sie Menschen hauptsächlich danach beurteilen, was sie leisten können (vielleicht ohne es wirklich zu wollen), wenn es kaum oder zu wenig leistungsfreie Zeiten und Begegnungen mit anderen gibt, dann wird es Zeit, innezuhalten. Dann wird es Zeit, zu überdenken und zu überprüfen, was mit Ihnen los ist. Dann kann es sein, dass Sie die Folgen traumatischer Erfahrungen der Kriegsgeneration übernommen haben.

Als Bernd Möbius aus dem Krankenhaus entlassen war, bekam er Angst, dass sich solche Zusammenbrüche wiederholen und schlimmer würden. Er schloss sich einer Gruppe an und suchte Rat, was er tun könne. Er stellte seine Ernährung um und begann, Entspannungsmethoden zu lernen. Bald ging er allen seinen Freunden auf die Nerven, weil er überall seinen glorreichen Weg der Entspannung predigte und bei anderen deren schlechte Ernährung kritisierte. Als er dann zu joggen begann, beließ er es nicht dabei, sondern weitete sein Lauftraining immer weiter aus. Schließlich streikte seine Familie. Seine beiden Töchter und seine Frau sagten: »Wir machen das nicht mehr mit. Früher warst du ein Workaholic, jetzt bist du anders süchtig, mit deinem extremen Sport und mit deiner Ernährung und mit deinem ganzen Entspannungsgedöns. Das geht so nicht weiter!«

Wie Bernd Möbius neigen sehr leistungsorientierte Menschen dazu, wenn sie ihr Leben ändern wollen, auch daran wieder mit dem gleichen Leistungsanspruch heranzugehen. Dieser Weg führt in die Irre. Es geht nicht darum, den einen Hochleistungsbereich durch einen anderen Hochleistungsbereich zu ersetzen, sondern es geht darum, auch leistungsfreie Zeiten zu leben, genießen zu lernen, sich Räume zu schaffen, in denen Überraschungen entstehen können, und manches andere mehr. Diese Umstellung ist oft nicht leicht. Sie bedarf der tatkräftigen Unterstützung anderer Menschen, denen man vertraut und die einen lieben oder schätzen.

Bitte beachten Sie: Die Leistungshypothek der Kriegsgeneration wiegt oft schwer. Erkennen Sie den Zusammenhang zwischen Ihrem eigenen Leistungsdenken, wenn es übersteigert ist, und den kriegstraumatischen Erfahrungen der älteren Generation. Es lohnt sich, Schritte zu unternehmen, um sie nach und nach loszuwerden. Schaffen Sie sich leistungsfreie Inseln und vor allem leistungsfreie Inseln der Begegnung. Beginnen Sie damit sofort.

Unstimmigkeiten – oder: Wo ist Heimat?

Mit Anfang 50 hatte sich Alina Gibson wieder verliebt. Sie konnte es kaum fassen. Doch nun steckte sie wieder in ihrem alten Problem fest. Sie wusste nicht, wie viel Nähe sie mit ihrem Partner wollte oder wie viel Distanz sie brauchte. »Eigentlich weiß ich das doch. Ich liebe diesen Mann, und ich will mit ihm zusammenleben, mein restliches Leben! Das ist vom Gefühl her ganz klar, und dann stimmt irgendetwas nicht. Das kenne ich schon zur Genüge. Irgendetwas hält mich zurück, und dann schwanke ich immer hin und her, ob wir zusammenziehen sollen oder nicht, ob ich heiraten will oder nicht, ob dieses oder jenes. Eigentlich fühle ich es, und es ist ganz klar, und dann ist es wieder unstimmig. Es ist zum Verrücktwerden!«

Alina Gibson kannte dieses Hin und Her, diese Unstimmigkeit aus früheren Begegnungen mit Partnern in ihrem Leben, doch sie war noch nie in der Lage gewesen, sich zu verstehen. Also haderte sie mit sich, beschimpfte sich – doch damit wurde es nicht besser. Im Gegenteil, zu der Beziehungsunsicherheit kam noch die Selbstabwertung hinzu.

Die Unstimmigkeit äußerte sich bei Alina Gibson vor allem in ihren Liebesbeziehungen, doch sie prägte ihr Befinden im Alltag, prägte ihn grundlegend. Kennen Sie dieses Gefühl der Sehnsucht nach (mehr) gelebter Nähe und der großen Angst davor? Solche Schwierigkeiten mit Nähe und Distanz können selbstverständlich vielfältige unterschiedliche Ursachen haben. Doch manchmal besteht ein Zusammenhang mit der Unsicherheit, sich niederzulassen, eine private (und oft auch berufliche) Heimat zuzulassen. Eine mögliche Erklärung für dieses Grundgefühl mag dann darin liegen, dass Ihre Eltern als Erwachsene, Jugendliche, Kinder in den Kriegs- und Nachkriegsjahren ihre Heimat verlassen mussten. Das waren allein in Deutschland mehr als zwölf Millionen Menschen. Dass viele dieser Menschen traumatische Erfahrungen auf der Flucht machen mussten, wurde schon und wird noch an anderen Geschichten deutlich. Aber allein die Tatsache des Heimatverlustes reicht aus, um schwerwiegende Folgen für die nächste Generation zu haben. Oft kamen noch andere traumatische Erfahrungen hinzu. In den Interviews, die wir für die Studie zur transgenerativen Traumaweitergabe führten, erzählt eine Frau von diesen Folgen:

»Als ich noch klein war, also vor der Grundschule oder auch am Anfang der Grundschule, da dachte ich … also, dass wir gleich wegziehen. Immer habe ich gedacht, dass gleich der Wohnwagen kommt, also nicht der Wohnwagen, sondern der Umzugswagen kommt und dass wir gleich wegziehen. Wenn ich mir das von heute aus anschaue, dann kommt es mir vor, als wären wir irgendwie nur so im Urlaub gewesen oder auf Durchreise, äh, in unserer Wohnung, als würde es immer wieder gleich zurückgehen, als ich dann älter wurde, habe ich dann schon gemerkt, dass

das nur Gerede war, aber als ich kleiner war, da war das so.« (Baer, Frick-Baer 2010, S. 75)

Und eine andere berichtet über das auseinanderfallende Erleben der zwei Heimaten:

> *»Ich wusste nie, wo ich eigentlich zu Hause war. Und solche Begriffe wie Heimat habe ich ganz abgelehnt, die sind mir immer noch fremd, wie soll ich sagen, da habe ich keinen Bezug zu. Eine Zeit lang konnte ich das ganze Heimatgerede gar nicht mehr hören, jetzt ist es mir eigentlich egal. Wenn ich als Kind von zu Hause redete, dann meinte ich die Wohnung, wo wir lebten, und die Freunde und die Nachbarn und die Stadt und die Schule und so. Wenn meine Mutter von zu Hause redete, dann war das Schlesien. In unserer Familie gab es zwei Zuhause.« (Baer, Frick-Baer 2010, a. a. O.)*

Den Verlust ihrer Heimat und der Geborgenheit ihres Zuhauses haben auch die unzähligen Menschen erleben müssen, die »ausgebombt« wurden und deren Häuser über ihnen oder neben ihnen zusammenbrachen. Sie mussten erleben, wie ihre gewohnte Lebensumwelt von einem Moment zum anderen in Trümmern lag. Daneben die wenigen, die die Konzentrationslager der Nazis überlebt haben. Und dann die, die in Kriegsgefangenschaft gerieten – bei allen wurden Heimat und Geborgenheit nicht nur gestört, sondern zerstört

So gut wir und sicherlich auch Sie nachvollziehen können, dass die Angehörigen der ersten Generation in ihrem neuen Zuhause, wenn es dann endlich wieder eines gab, nicht wirklich zu Hause waren, zumindest viele von ihnen, so deutlich wollen wir darauf hinweisen, wie nachhaltig und belastend die Auswirkungen auf die Kinder und Enkel sind. Diese spüren das Grundgefühl der Unstimmigkeit und machen es zu ihrem, ohne dass sie wissen, warum. Das Grundgefühl der Unstimmigkeit begleitet sie ihr Leben lang, so wie es auch Alina Gibson begleitete.

Viele dieser Menschen sind rastlos, sie fühlen sich permanent unruhig und manchmal sogar orientierungslos. Der selbstverständliche Boden fehlt – und nichts anderes ist »Heimat«.

Oft zeigt es sich gerade in nahen Beziehungen zu anderen Menschen, in denen der Wunsch nach gelebter Zugehörigkeit besonders ausgeprägt ist, ob ein Mensch sich mit anderen Menschen eine Beziehungs-»Heimat« schaffen, ob er sich »niederlassen« und in einem »neuen Zuhause« »einrichten« kann. Wer in seinem kindlichen Zuhause nie richtig »zu Hause« war, sondern in zwei Heimaten lebte und in Unstimmigkeiten groß geworden ist, wird auch im Erwachsenenalter Schwierigkeiten haben, ein neues Zuhause zu schaffen bzw. sich auf das Angebot eines neuen Zuhauses einzulassen.

Als Alina Gibson diese Zusammenhänge bewusst wurden, merkte sie, dass sie ihr ganzes Leben lang immer wieder große Energie darauf verwendet hatte, sich ein neues Zuhause, eine eigene Heimat zu schaffen, aber gleichzeitig immer wieder kurz vor dem Erreichen zurückgeschreckt war. Nun beschloss sie, ihr eigenes Leben zu leben und ihre eigene Heimat zu schaffen und sich auf die Partnerschaft mit dem neuen, geliebten Mann einzulassen. Die alten Unsicherheiten waren damit nicht weg – das gelingt über bloßes Beschließen nicht. Doch ihr Verständnis für sich und ihr Verhalten bewirkte, dass sie sich nicht mehr zurückhielt, sondern das Gespräch suchte, wenn die Unsicherheiten wieder auftauchten und die Unstimmigkeiten sich meldeten. Durch das Gespräch mit Freunden und Freundinnen, vor allem aber mit dem neuen Partner, fand sie ihren Weg, die Schatten der Vergangenheit abzuschütteln.

Bitte beachten Sie: Sollten Sie Unstimmigkeiten vor allem in Hinblick auf Beziehungen kennen, könnte dieses Erleben Teil der transgenerativen Weitergabe von Heimatlosigkeitserfahrungen der Eltern- oder Großelterngeneration sein. Schenken Sie sich selbst Verständnis, gehen Sie solchen Zusammenhängen nach und bemühen Sie sich darum, mit Unterstützung anderer Ihren eigenen Weg zu gehen.

Schuldgefühle ohne Schuld

Karen Vuong hatte Schuldgefühle, weil es ihr so gut ging. Im letzten Jahr hatte sie gemeinsam mit ihrem Mann dessen Eltern in Vietnam besucht, und sie war so glücklich darüber, wie sie dort aufgenommen worden war. Nun war sie wieder schwanger und freute sich auf das zweite Kind. Sie war als freie Journalistin tätig und bekam mehr Angebote, als sie erfüllen konnte. Sie war glücklich – und doch litt sie unter den Schuldgefühlen.

Sie fühlte sich wegen alles Möglichen schuldig. Bei näherem Hinsehen war das von außen betrachtet unsinnig, doch die Schuldgefühle nagten in ihr. »Ich fühle mich schuldig, wenn es irgendwo auf der Welt Menschen schlecht geht«, sagte sie, »wenn ich ehrlich bin, reicht es schon, wenn es ihnen wie meinen Schwiegereltern in Vietnam vermeintlich schlechter geht. Die haben mich das nicht spüren lassen, ich vermute das nur. Dabei weiß ich doch, dass es denen ja auch nicht besser gehen würde, wenn es mir schlechter ginge. Irgendwie kann ich mir das nicht erklären. Das ist doch absurd. Das kann doch kein Mensch verstehen. Ich verstehe mich ja auch nicht.«

Sie redete mit ihrer Mutter darüber und erfuhr zu ihrem Erstaunen, dass es der Mutter genauso ging. Auch sie hatte sich ihr Leben lang schuldig gefühlt, ohne zu wissen, warum. Auch sie spürte ihre Schuldgefühle vor allem dann, wenn es ihr besonders gut ging, wenn sie besonders glücklich war.

Entscheidend, um Menschen wie Karen Vuong und viele andere zu verstehen, ist die Unterscheidung zwischen Schuld und Schuldgefühlen. Alle Menschen, wir alle laden im Laufe unseres Lebens Schuld auf uns, manche mehr, manche weniger.

Viele Täter/innen, die viel Schuld auf sich geladen haben, fühlen sich wegen ihrer Gewalttaten nicht schuldig und leiden nicht unter Schuldgefühlen. Andere Menschen dagegen leiden unter Schuldgefühlen, ohne dass sich eine Schuld, ein schuldhaftes Verhalten damit in Verbindung bringen ließe. Dies finden wir besonders häufig bei Menschen, die traumatische Gewalterfahrungen durchleiden mussten. Wir Psychotraumatolog/innen sprechen von den »Schuldgefühlen der Opfer«. Wenn wir Biografien von Menschen lesen, die die Konzentrationslager überlebt haben, dann begegnen wir immer erschütternden Äußerungen, dass sie sich schuldig fühlen, weil sie überlebt haben und nicht die anderen, ihre Väter und Mütter, Geschwister, Nachbarn und ferneren Verwandten. Wenn wir mit Opfern sexueller Gewalt sprechen, dann fühlen sie sich häufig schuldig und überlegen, was sie hätten anders machen können, um nicht in diese Situation zu geraten. Auch und gerade dann, wenn sie besonders hilflos und ohnmächtig der Macht der Täter/innen ausgesetzt waren.

Diese Schuldgefühle der Opfer treten bei den Angehörigen der ersten Generation, also denjenigen, die Kriegs- und Nachkriegszeit erlebt haben und dabei traumatisiert worden sind, sehr häufig auf.

Die Kinder und dann auch die Enkel spüren diese Schuldgefühle, übernehmen sie, weil wir Menschenkinder uns mit unseren Eltern und Großeltern immer unbewusst und wie selbstverständlich identifizieren, und tragen sie dann selbst weiter, ohne zu wissen, warum. So entstehen diffuse, nebulöse Schuldgefühle ohne Schuld, die sich die Angehörigen der zweiten und dritten Generation nicht erklären können.

Ein weiterer Hinweis ist uns wichtig: Viele Angehörige der Kriegsgeneration haben sich schuldig gemacht, als Mittäter/innen an den Verbrechen des Nationalsozialismus oder als Mitläufer/innen. Diese Schuld blieb meist unausgesprochen und oft auch ungefühlt, lag aber für die Kinder und Enkel zumeist »in der Luft«, »im Nebel« und beeinflusste ihr Grundgestimmtsein: Sie fühlten und fühlen sich schuldig, ohne zu wissen, warum.

Und noch etwas kommt hinzu, was die zunächst unverständliche Koppelung von Glücks- und Schuldgefühlen verständlich macht:

> *»Ich habe«, erzählt ein Mann, den wir in der erwähnten Studie interviewt haben, »nicht nur gehört, dass ich es mal besser haben sollte als meine Eltern. Ich habe auch immer gehört, dass ich es ja besser habe: ›Früher war alles schlimmer.‹ Dieses ›Wenn du wüsstest‹ hing wie ein Schwert über mir, wie eine Gewitterwolke. Und immer, wenn es mir dann gut ging, habe ich mich geschämt. Ich konnte mir, und das fällt mir immer noch schwer, kaum etwas gönnen, ohne mich schuldig zu fühlen.« (Baer, Frick-Baer 2010, S. 109)*

Es ist verständlich, dass die Angehörigen der Kriegsgeneration schwer an ihrem Leid zu tragen hatten, es nicht teilen konnten und so oft auch mit Bitterkeit über die verpassten Lebenschancen auf ihre Kinder und Enkel schauten, die es ja »besser hätten«. Doch tragisch ist es, wenn diese Haltung als Schuldgefühle an die nächste Generation weitergegeben wird. Wir haben oft gehört, dass diese Schuldgefühle die Atmosphäre prägten. Gerade weil nicht darüber geredet wurde, gerade weil sich das Gewitter nicht entladen hat, entstand daraus eine spannungsvolle Atmosphäre, die dazu führte, dass sich Menschen schlecht fühlten, wenn es ihnen gut ging und weil es ihnen gut ging.

> *Als Karen Vuong nach den Gesprächen mit ihrer Mutter deutlich wurde, dass ihrer beider Schuldgefühle ihre Wurzeln wohl in den Erfahrungen ihrer Großeltern hatten, begann sie, diese zu befragen und sich überhaupt mit den Erfahrungen dieser Generation zu beschäftigen. Ihr gelang es, insbesondere mit ihrem*

Großvater zu reden, woraus eine fruchtbare Auseinandersetzung wurde. Dabei flossen auf beiden Seiten Tränen, so berührend waren seine Erfahrungen, so berührend war das Interesse aneinander. Dadurch, dass endlich geredet wurde, konnte sich auch diese Dunstglocke zwischen den Generationen heben. Die Großeltern wollten es ja wirklich, dass es der nächsten und vor allem der übernächsten Generation besser gehen sollte. Doch sie hatten vollkommen unterschätzt, wie wichtig es war, sich über ihr Leben und Erleben mitzuteilen.

Schuldgefühle ohne Schuld gedeihen im Nebel des Schweigens. Durch die Sprachlosigkeit, in der die Erfahrungen dieser Kriegsgeneration oft verschwunden sind, konnte die Weitergabe von Schuldgefühlen so wirkungsvoll gelingen. Wenn Menschen das, was sie an traumatischen Erfahrungen belastet, und die damit verbundenen Gefühle mitteilen und teilen können, wenn in den Nebel der Schuldgefühle hineingeleuchtet wird, dann können Schuldgefühle ohne Schuld und Tatsachen der Schuld getrennt betrachtet und beurteilt werden. Fast immer verlieren sie dann ihre Kraft und vor allem ihre Wirksamkeit auf die nächste Generation.

Bitte beachten Sie: Wenn Sie Schuldgefühle ohne Schuld verspüren, gehen Sie der Spur nach, ob diese in den Erfahrungen der Kriegs- und Nachkriegsgeneration wurzeln können. Suchen Sie das Gespräch und klären Sie, wo Schuld zu benennen ist und wo Schuldgefühle hingehören und wo nicht. Tun Sie das auch für die folgende Generation, für Ihre Kinder und Enkelkinder.

Unsicherheit oder: Wie geht Mannsein?

Lars Bode ging nun schon auf die 60 zu, aber ob er ein »richtiger Mann« war, das wusste er immer noch nicht. Sein kürzlich verstorbener Vater, ja, das war einer gewesen: sportlich, tüchtig im Beruf, immer vorneweg und gerade, klare Kante und dabei ein Lächeln auf den Lippen. So wie er konnte Lars Bode nie werden, sosehr er sich auch anstrengte. »Ich habe immer Angst, zu versagen«, sagte er, »meine Familie sagt mir oft, dass ich doch sagen soll, wo es langgeht, oder wenigstens, was ich selber will. Doch das fällt mir so schwer. Einerseits ist es mir lieber, wenn mir andere sagen, was ich zu tun habe, und auf der anderen Seite hasse ich das und könnte innerlich ausflippen, wenn mir jemand etwas vorschreibt. Ich schäme mich vor allem vor meinen Kindern.« Lars Bode wusste nicht mehr weiter und suchte Hilfe in einer Therapie.

Dass Männer in ihrer männlichen und Frauen in ihrer weiblichen Identität unsicher sind, kann zahlreiche Gründe haben. Dass die Rollenzuschreibungen nicht mehr so eindeutig festgelegt sind, führt zu Unsicherheiten, und das kann auch Vorteile haben, weil wir Menschen dadurch mehr Wahlmöglichkeiten bekommen. Doch manche Menschen leiden wie Lars Bode so sehr unter den Unsicherheiten, dass sie Hilfe brauchen.

In der Therapie wurde Lars Bode allmählich sicherer. Er vertraute mehr auf das, was seine eigenen Impulse waren, und konnte so eher feststellen, was er wollte und was nicht. Und er lernte, es zu äußern, manchmal sogar durchzusetzen. Doch eine grundlegende Verunsicherung blieb immer verbunden mit dem schlechten Gefühl, dass er nicht so werden konnte wie sein Vater. Vor allem jetzt, wo sein Vater nicht mehr lebte und er selbst zur ältesten Generation in seiner Familie zählte. Hatte er nicht die Pflicht, ein »richtiger Mann« zu sein wie sein Vater?

Als der Therapeut ihn genauer nach seinem Vater und dessen Verhältnis zu ihm befragte, taten sich zunehmend Risse auf in dem scheinbar so klaren und eindeutigen väterlichen Männerbild. Lars Bode wurde deutlich, dass die »Männlichkeit« des Va-

ters vor allem Fassade war und dass sich dahinter ein zerbrechlicher und gebrochener Mann verbarg. Er konnte jetzt zulassen zu spüren, wie viel Kraft es den Vater gekostet haben musste, diese Fassade aufrechtzuerhalten, und gleichzeitig gab sie ihm Kraft, sein Familien- und Arbeitsleben in scheinbarer Normalität zu führen. Und er verspürte zum ersten Mal Wut (und Traurigkeit) darüber, dass er seinem Vater »auf den Leim gegangen« war, wie er sich ausdrückte, dass er sich sein Leben lang abgestrampelt hatte, so »männlich« zu werden wie sein Vater. Dabei hatte er die innere Gebrochenheit des Vaters gelebt, die sich in seiner Identitätsunsicherheit als Mann zeigte.

Doch was den Vater so gebrochen hatte, wusste Lars Bode nicht. Er befragte seine Mutter, die ihm auch nur erzählen konnte, dass dem Vater im Krieg oder nach dem Krieg, sie vermutete eher nach dem Krieg, etwas Schlimmes passiert sei. Doch Genaueres konnte sie nicht sagen, weil er nie darüber geredet hatte und sie nie den Mut gefunden hatte, ihn zu fragen. Sie waren sich offenkundig unausgesprochen einig gewesen, über die »schlimme Zeit« Stillschweigen zu bewahren. Schließlich fragte er seine Tante, die Schwester seines Vaters. Ihr hatte sich der Vater einmal in einer Nacht des Zusammenbruchs offenbart, was er später nie mehr wahrhaben wollte. Er war Anfang 1945 mit 16 Jahren in den sogenannten Volkssturm »eingezogen« worden und nach wenigen Wochen in französische Kriegsgefangenschaft geraten. Im Kriegsgefangenenlager wurde er dann mehrmals vergewaltigt, wie die Schwester erzählte. Ob von Wachsoldaten oder anderen Kriegsgefangenen, wusste die Schwester nicht.

Sexuelle Gewalt wurde immer schon und wird immer noch als Waffe in Kriegszeiten eingesetzt. Die am meisten Leidtragenden sind die Frauen und Mädchen, die Vergewaltigungen ausgesetzt sind. Doch auch Männer zählen zu den Opfern. Vor wenigen Jahren gingen die Fotos des US-amerikanischen Kriegsgefangenenlagers im Irak in Abu Ghuraib durch die Welt. Doch es gab auch zahlreiche Abu Ghuraibs während und nach dem Zweiten Weltkrieg. Auch dort wurde Männern Gewalt angetan, wurden Männer gebrochen.

Der Vater von Lars Bode war eines der Opfer. Die Gewalterfahrung hatte seine Identität als Mann gebrochen. Er hatte zwar seinem Sohn, seiner Familie, seinen Freunden gegenüber umso krampfhafter versucht, die Männlichkeitsfassade aufrechtzuerhalten, die dem Rollenklischee entsprach, je mehr er selber verunsichert war. Der Sohn hatte diese Fassade mitbekommen als Orientierung, doch gleichzeitig die Verunsicherung des Vaters gespürt und übernommen.

Das Wissen um die Erfahrungen seines Vaters im Kriegsgefangenenlager erschütterte Jens Bode. Und gleichzeitig war er erleichtert. Er hatte nun ein realeres, ein realistischeres Bild von seinem Vater, und er gewann Verständnis für sich selbst, für seine eigenen Verunsicherungen.

Die Jungen und Männer der Kriegsgeneration sind auf vielfältige Art und Weise gebrochen worden: als Opfer von Gewalt, als Täter und oft auch als Zeugen. Dies hatte Auswirkungen auf ihre Menschlichkeit und auf ihre (männliche) Identität, die als Identitätsverunsicherung in die nächsten Generationen hinwirkte und -wirkt.

Bitte beachten Sie: Verunsicherungen in der männlichen Identität können ihre Wurzeln in Verunsicherungen des Mannseins der Väter oder Großväter haben. Sollten Sie an solchen Verunsicherungen leiden und auch nach der Beschäftigung mit eigenen biografischen Erfahrungen ein »unerklärlicher Rest« geblieben sein, dann können sich Nachforschungen lohnen. Doch entscheiden Sie für sich selbst, ob Sie wirklich alles genau wissen wollen. Manchmal kann Nichtwissen gnädig sein.

Unsicherheit und: Was bedeutet Frausein?

Lis Lanik suchte therapeutische Hilfe. Sie, eine erfolgreich im Leben stehende Frau, litt unter einem ganzen Bündel von Symptomen, die sie an sich selbst zweifeln ließen. Permanente Anspannung und Hocherregung wechselten mit tiefer Erschöpfung ab, Schlafstörungen, Migräneanfälle und Panikattacken kamen hinzu.

»Mein Mann tut alles, was er kann«, sagte sie. »Er liebt mich. Er zeigt mir das immer wieder neu, auch nach vielen Jahren. Obwohl ich das immer wieder anzweifele. Wie kann man denn eine Frau wie mich lieben? Mein Selbstwertgefühl ist immer wieder unter null, glauben Sie mir. Mein Mann hat es wirklich nicht leicht mit mir. Aber er hat große Geduld. Wenn ich nachts mit einem Ruck wach werde und fast verrückt werde vor Angst, dann legt er mir beruhigend die Hand aufs Herz und schläft Gott sei Dank ruhig weiter. Er fragt mich nicht mehr, was los ist. Er weiß, dass ich das nicht weiß. Ich weiß nicht, ob ich etwas geträumt habe. Ich weiß nur, dass ich ganz erschrocken bin. Das kommt so überfallartig, auch die Panik, wenn wir z.B. durch einen Tunnel fahren. Alles Überfallartige, ja, das ist es, was ich nicht haben kann. Auch wenn mein Mann sich mir zu schnell annähert. Ich fühle mich schnell sexuell unter Druck gesetzt und bedroht – und muss erst einmal meinen inneren Widerstand überwinden. Das tut mir für meinen Mann leid – und für mich.«

Lis Lanik litt offensichtlich an einigen der zahlreichen Symptome, die bekannt sind als Folgen sexueller Gewalt, die Frauen oder Mädchen erfahren haben. Sie ahnte, dass sie ohne therapeutische Hilfe keinen Weg aus ihrem Leiden finden würde.

Wenn Sie unter solchen und ähnlichen Symptomen, Gefühlen, Verhaltensweisen und anderen Impulsen leiden, dann ist es gut und notwendig (im Sinne von »die Not wendend«), Beratung oder therapeutische Hilfe zu suchen, um der Spur nachzugehen, ob sexuelle Gewalterfahrungen eine Quelle solcher Symptome sind. Wenn Sie sich in guter therapeutischer Begleitung damit auseinandersetzen, dann eröffnet sich die Aussicht auf ein besseres Leben.

Lis Lanik suchte solche Hilfe. Es stellte sich heraus, dass sie sicher sein konnte, selbst keine sexuelle Gewalterfahrung erlebt zu haben. »Das Einzige, was mir mal passiert ist, ist, dass mich ein Junge, den ich nicht kannte, auf einem einsamen Weg küssen wollte. Aber da lief ich weg.« Durch die eigentlich beruhigende Einsicht, dass kein Trauma sexueller Gewalt vorlag, minderte sich die Kraft der Symptome, unter denen Lis Lanik litt, nur wenig. Deswegen stellte die Therapeutin Lis Lanik die Frage, wo denn ihre Mutter 1945 gewesen sei. Lis Lanik erkundigte sich. Ihre Fragen lösten eine Lawine von Informationen über das Leben der Frauen über mehrere Generationen hinweg aus.

Lis Lanik erfuhr, dass ihre Großmutter in einer Kleinstadt den Einmarsch sowjetischer Truppen in das damals zum Deutschen Reich gehörende österreichische Gebiet erlebt hatte und wie viele andere Frauen damals vergewaltigt worden war. Sie hatte vier Kinder »über den Krieg gebracht«, während ihr Mann Soldat war. Die Großmutter hatte Lis Laniks Mutter, die damals 6 Jahre alt war, und die drei Brüder in den Wald geschickt, damit sie nicht Zeugen der Vergewaltigung wurden. Eine starke Frau, die danach traumatisiert und in ihrem Selbstwertgefühl gebrochen war. Sie machte dennoch »weiter«, war ihren Kindern eine starke Mutter und »hielt die Stellung« als Familienoberhaupt, bis ihr Mann, Lis' Großvater, aus der Kriegsgefangenschaft nach Hause kam. Beide sprachen nie über das, was sie erlebt hatten. Beide meinten, es nicht ertragen zu können, dies voneinander zu wissen – nur Lis' Mutter und wahrscheinlich die Brüder »wussten« davon. Sie respektierten das Schweigen, die Leere in der Familienatmosphäre und die dunkle Last der

Schuld- und Schamgefühle. Bis jetzt Lis Lanik ihre Mutter befragte und diese unter Tränen erleichtert war, endlich darüber sprechen zu dürfen.

Wenn Menschen sexuelle Gewalt erfahren haben, dann werden nicht die Gewalterfahrung, aber die Symptome und damit die Folgen dieses traumatischen Ereignisses an die Kinder, vor allem an die Töchter weitergegeben. Hier, wie bei Lis Lanik, sogar an die Enkelkinder. Dies führt über Generationen hinweg zu Verunsicherungen, manchmal existenziellen Verunsicherungen in der Frage: Wer bin ich als Frau? Denn eine sexuelle Gewalterfahrung ist eine zentrale Verunsicherung in der menschlichen Identität und in der Rolle als Frau: Das Nein wird nicht gehört, wie kann dann später das Ja Geltung haben? Wie kann ich Frau sein und mich als Frau fühlen, wenn ich nur als Objekt behandelt worden bin? Wie soll ich meine Stärke, mein Selbstbewusstsein, meine Kraft selbstverständlich leben und an die Kinder, vor allem die Töchter, weitergeben, wenn ich darin gebrochen wurde? …

Wir begegnen in unserer therapeutischen Praxis vielen Frauen, die einzelne und manchmal sogar viele Symptome der Folgen sexueller Gewalt in sich tragen und zeigen, die aber selbst keine Gewalterfahrung haben. Für diese Menschen ist es notwendig, nach den Gewalterfahrungen früherer Generationen zu schauen. Oft sind auch mehrere Gewalterfahrungen übereinandergelagert. Eine Frau kann selbst Gewalterfahrung erlitten haben und erleben müssen, dass dahinter ebenfalls noch Folgen von sexueller Gewalt an der Mutter oder der Großmutter lebendig sind. Hier reicht es dann nicht – und das ist eine Erkenntnis langjähriger therapeutischer Praxis –, die eigene Gewalterfahrung aufzuarbeiten. Es bedarf zusätzlich der Unterstützung, sich mit dem auseinanderzusetzen, was von der Mutter oder Großmutter übernommen wurde.

Bitte beachten Sie: Wiederkehrende und sich existenziell anfühlende Verunsicherungen in der weiblichen Identität können das Ergebnis der Weitergabe von sexuellen Gewalterfahrungen der Mütter oder Großmütter sein. Suchen Sie sich Unterstützung und Hilfe, um sich damit auseinanderzusetzen. Allein geht das nicht!

»Gib dich nicht hin!«

Anita Lambrack sehnte sich nach einem Partner und ließ keinen Mann »näher kommen«. »Sobald er anfängt zu flirten oder wenn es irgendwie erotisch werden könnte, bekomme ich Angst und ziehe mich zurück«, erzählte sie. »Das war schon immer so. Wenn nur ein Hauch von Begehren in der Luft lag, habe ich mich zum Neutrum gemacht. Und wenn es mir nicht gelungen ist, den Mann abzuschrecken, und ich mich ›vergessen‹ habe, wie meine Mutter sagen würde, dann ging es mir danach ganz schlecht, und ich habe das Weite gesucht. Jetzt bin ich Mitte 50, und das wird wohl nichts mehr mit mir und einem Partner. Das macht mich so traurig.«

Wenn es Ihnen ähnlich wie Frau Lambrack gehen sollte und Sie andauernde und wiederkehrende Ängste bei möglicher sexueller Nähe verspüren, kann das viele unterschiedliche Gründe in Ihrer Biografie haben, die sich in Verunsicherungen in Ihrer Identität, in Ihrem Selbstverständnis als Frau zeigen, wie wir sie beschrieben haben. Hier, nach den Erfahrungen von Anita Lambrack, wollen wir noch einen anderen Aspekt in den Vordergrund der Aufmerksamkeit rücken.

Als Anita Lambrack Hilfe suchte, wurde sie gefragt, wie denn ihre Mutter zu »den Männern«, zu Sexualität und Partnerschaft gestanden hätte und was die Mutter ihr dazu an Botschaften mitgegeben habe. »Oh, ich habe immer nur gehört: ›Gib dich keinem Mann hin, sonst bist du nichts mehr wert!‹, erzählte sie. »›Jungs wollen immer nur das eine.‹ Das habe ich gehört. Ständig. Schon ganz früh, so mit 11 oder 12 Jahren, als ich noch gar nichts damit anfangen konnte. Ich wusste doch nicht, was ›hingeben‹ bedeutete! Das war damals anders als heute, darüber sprach man nicht. Ich erinnere mich, dass eine Klassenkameradin noch mit 14 meinte, man würde schwanger vom Küssen.«

Mit solchen warnenden, den Selbstwert bedrohenden Sätzen sind viele Mädchen und Frauen in den 50er- und 60er-Jahren groß geworden. Dadurch wurde ihr Männerbild geprägt. Gleichzeitig gab es wenige Väter oder väterliche Vorbilder, die als positive Anhaltspunkte für das Mannsein getaugt hätten. Viele Frauen und Mädchen wurden damals mit Vätern groß, die entweder gebrochen waren und sich vor nahen, liebevollen Begegnungen und Konflikten zurückzogen, oder mit solchen, die sich autoritär, großmäulig oder (sexuell) gewalttätig aufspielten. Nur wenige Männer gab es, die in ihren Familien, in Schulen und Betrieben den Mädchen und Frauen ein gutes Gegenüber waren, mit denen sie sich damals im positiven und stärkenden Sinn ernsthaft auseinandersetzen konnten. Stattdessen lernten sie: Rückzug und Angst vor Männern.

Wenn dann die Sexualität erwacht, erwacht auch die große Unsicherheit und Nähe-Angst. Und dann wirken die Sprüche und Ermahnungen der Mütter tiefer, als es der Widerspruchsgeist der Töchter gegen die Sexualitätsverbote und -warnungen der Müttergeneration hätte verhindern können. Denn die Mädchen und jungen Frauen dieser Jahrzehnte müssen gespürt haben, dass die Mütter solche Aussagen nicht nur einfach dahersagten oder sich auf allgemeine Moralgesetze bezogen – die allein wären wohl immer wieder gebrochen und umgangen worden. Nein, sie spürten, dass es vielen Müttern damit auch ernst war, dass in ihren Worten auch tiefe Angst mitschwang, dass es einen bedeutsamen, gewichtigen Unterton gab.

Denn die Mütter waren Angehörige der Kriegsgeneration und hatten millionenfach Vergewaltigungen erleiden müssen, waren davon Zeuginnen geworden oder hatten zumindest davon gehört. Aber nicht die Täter, welcher Nationalität auch immer, wurden mit Schimpf und Schande belegt, sondern viele der Frauen, die Opfer der Gewalt geworden waren. Sie trugen die Schande, sie wurden mit Schweigen, mit Beschimpfungen, mit Ausgrenzung und Verachtung bestraft, vielfach von ihren aus dem Krieg heimkehrenden Ehemännern verlassen oder mit ihren aus der Vergewaltigung entstandenen Kindern »geduldet«.

»Gib dich keinem Mann hin, sonst bist du nichts wert!«, war die in sich verdrehte Botschaft. Denn die vergewaltigten Frauen und Mädchen hatten sich nicht »hingegeben«, sie waren mit Gewalt »genommen« worden. Dennoch: Diese Erfahrung, Objekt zu sein, das benutzt und »genommen« wird und das nichts wert ist, prägte viele dieser Kriegsgeneration. Sexualität wurde gleichgesetzt mit Gewalt, Erniedrigung, Ausgegrenztwerden, Wertlosigkeit. Frauen und Mädchen konnten als sexuelle Wesen nur als Objekte gedacht werden. Gleichzeitig wurde ihnen die Aufgabe zugewiesen, den »natürlichen Bedürfnissen der Männer« standzuhalten.

Und das wurde weitergegeben. Die Abwehr männlicher Sexualität war die Erfahrung einer ganzen Generation und überlagerte Sehnsüchte und erst recht das Gefühl selbstbewusster weiblicher Attraktivität. Nicht bei allen, aber bei vielen. Der »Muff der 50er-Jahre« war auch eine Folge der kriegstraumatischen Erfahrungen. Und nicht nur das: In ihm klangen auch der nationalsozialistische Mütterkult und die nahezu bruchlos in die 50er-Jahre übernommenen Erziehungsgrundsätze nach.

Anita Lambrack erlebte auch die Veränderungen, die mit der »sexuellen Befreiung« in den Nach-68er-Jahren einherging:

»Ich verstand damals gar nichts mehr. Das mit der sexuellen Befreiung fand ich ja gut, und ich war sehr neugierig. Doch wenn ich mit Männern damals nicht sofort ins Bett ging, wurde mir vorgeworfen, ich sei prüde und verklemmt. Ich hab mich da nur als Objekt gefühlt. Von wegen ›selbstbestimmt‹! Ich habe mich nur noch geschämt, ehrlich, nur noch geschämt.«

All das hatte und hat Auswirkungen auf die Sexualität der nachfolgenden Frauengenerationen. Als Anita Lambrack dies bewusst wurde, begann sie ihren Weg, sich selbst als Frau zu entdecken und sich die Erlaubnis zu geben, ihre Sexualität zu leben. Das war nicht einfach, aber lohnend. Das war spät, aber nicht zu spät.

Bitte beachten Sie: Die eigene Haltung zur Sexualität kann über die Leitsätze und Verbote der Elterngeneration auch durch die Kriegserfahrungen geprägt sein. Sich damit auseinanderzusetzen kann den Weg eröffnen, das eigene Leben und die eigene Lebendigkeit zu entdecken. Aber: Nehmen Sie die traumatischen Erfahrungen der Müttergeneration nicht zum Maßstab für Ihre Sexualität und Ihr Beziehungsverhalten! Gehen Sie kleine Schritte, sich selbst zu entdecken, und würdigen Sie dabei Ihre Lust und Ihre Scham, Ihre Sehnsucht und Ihre Scheu.

»Das machst du nicht noch mal!«

Ulrich Gollert war leitender Angestellter eines Ingenieurbüros. Kompetent und angesehen. Ihn nervte eine Mitarbeiterin, die die Arbeit stark vernachlässigte, ihn hinterging, manchmal sogar belog. Er wusste das und ärgerte sich, war aber nicht in der Lage, in irgendeiner Weise seinem Zorn Luft zu verschaffen, ihn ihr gegenüber zu äußern. Als es schließlich »nicht mehr anders ging« und er ihr eine Abmahnung schreiben musste, verging er fast vor Scham- und Schuldgefühlen, als er sie ihr überreichte.

»Das kenne ich auch sonst«, erzählte er. »Ich bin irgendwie aggressionsgehemmt. Bei Männern weniger, bei Frauen umso mehr.«

Ulrich Gollert wusste, dass seine Hemmung damit zu tun hatte, dass er als Kind regelmäßig verprügelt worden war. Aggressive Gefühle und Handlungen setzte er gleich mit schlimmen Gewalterfahrungen. Deswegen stoppte er sie im Ansatz. Er hatte sich geschworen: Nie wollte er so werden wie sein Vater.

Wenn es Ihnen ähnlich geht, dann ehrt es Sie sehr, dass Sie die erfahrene Gewalttätigkeit nicht weitergeben wollen. Doch sollten Sie bedenken, dass diejenigen, die Ihnen Gewalt angetan haben, weiterhin Macht über Sie, und Ihre Gefühle, ausüben. Wenn Sie Ihre aggressiven Gefühle »schon im Keim ersticken«, dann droht die Gefahr, dass Sie wehrlos den Angriffen anderer Menschen ausgeliefert bleiben. Aggressive Gefühle haben durchaus einen Sinn, zumindest können sie ihn haben. Ärger, Wut, Zorn zielen auf Veränderung ab. Wenn Sie sich darüber ärgern, dass Ihr Nachbar zu laut ist, dann wollen Sie das ändern, ebenso, wenn Sie sich darüber ärgern, dass Sie wieder den Geburtstag eines Freundes vergessen haben. Einen Impuls zur Veränderung setzen – das kann der Nutzen von Aggressivität sein. (s. a. Baer, Frick-Baer 2014)

Doch die Aggressivität, die Menschen wie Ulrich Gollert erfahren haben, hatte und hat eine besondere Qualität. Sie ist pure Gewalt, entwürdigend und verletzend, sie ist maßlos und erniedrigend. Diese Aggressivität wurzelt in den Erziehungsidealen und -vorbildern der Zeiten des Nationalsozialismus. Sie wurde verstärkt und intensiviert durch die Kriegserfahrungen der Vätergeneration. Krieg bedeutete maßlose Gewalt, Aggressivität ohne Grenzen. Aus dieser Haltung heraus wurden die Kinder auch in der Nachkriegszeit geprügelt, nicht nur in der Familie, sondern auch in Schule und Nachbarschaft. So auch

Ulrich Gollert. Er setzte sich damit auseinander, dass es neben der entwürdigenden Gewalt auch eine Möglichkeit gab, seinen Ärger auszudrücken, ohne einen anderen Menschen »fertigzumachen«. Das fiel ihm schwer, doch er übte es.

Dabei spürte er, dass es neben den Prügeln noch etwas gab, was in ihm festsaß und ihn hemmte und belastete. Es war der Satz: »Das machst du nicht noch mal!«

Diesen Satz verband er mit der Erinnerung an einen Vorfall in seinem ersten oder zweiten Schuljahr. Es hatte nach der Schule einen Streit mit einer Rangelei gegeben, an der zwei Jungen und zwei Mädchen aus seiner Klasse beteiligt waren. Er hatte dabei eines der Mädchen mit seiner Hand an dessen Ohr getroffen – nicht ganz unschuldig, nicht ganz aus Versehen, aber weit entfernt von gewalttätiger Täterschaft. Es hatte gerade Ohrenschmerzen, die sich dadurch verstärkt hatten. Das Mädchen weinte, tat so, als ob es nicht aktiv an der Rangelei beteiligt gewesen wäre, und rief: »Ich sag das meinem Vater, und der geht zu deinem Vater!« Tagelang, wochenlang hatte Ulrich Gollert Angst vor den Schlägen, die ihm drohten, wenn sein Vater davon erfuhr. Da war er sich sicher. Er wusste aus Erfahrung, dass ihm die Prügel auch sicher waren, wenn seine Mutter davon erfuhr. Er wusste, dass sie von ihrem Mann verlangen würde, ihn zu bestrafen, wenn sie mit ihrem Sohn »nicht mehr fertig« wurde: »Warte! Wenn der Papa kommt!« Als nach langer Zeit immer noch nichts geschah, ließen seine Angst und seine Anspannung nach. Da plötzlich, er lag abends schon im Bett und war gerade eingeschlafen, stürmte sein Vater an sein Bett und verprügelte ihn so wie noch nie in seinem Leben. Mit den Worten: »Das machst du nicht noch mal! Nie wieder machst du das! Ich werd's dir zeigen!«

Auch später hörte er diesen Satz noch oft.

Der Vater von Ulrich Gollert verhielt sich wie viele Männer seiner Generation widersprüchlich zu Aggressivität und Gewalt.

Einerseits übte er sie gegenüber seinen Kindern aus. Maßlos und verletzend. Auf der anderen Seite wollte er auf gar keinen Fall, dass sein Sohn aggressiv würde. Vor allem nicht gegen Frauen. Er hatte so viel Gewalt gesehen, auch und oft vor allem gegen Frauen, hatte Männer als Täter erlebt, dass er das »nie wieder« erleben und zulassen wollte. Deshalb: »Wehret den Anfängen!« Darin war er sich mit seiner Frau einig, darin waren sie Komplizen: Schon kleinen Jungen musste die potenzielle Täterschaft ausgeprügelt werden, maßlos und zerstörerisch. Er wollte Gewalt und Aggressivität verhindern (zumindest wollen wir diese Absicht Ulrich Gollerts Vater unterstellen) – allerdings mit dem Mittel der Aggressivität und Gewalt. Dass Ulrich Gollert das nicht verstehen konnte, liegt auf der Hand. Er musste schon als kleiner Junge fühlen, dass er als Junge/Mann prinzipiell ein potenzieller Täter ist, wenn sich ein aggressiver Impuls in ihm regt. Seine »Lösung« war der Verzicht auf jegliche Aggressivität, zumindest in seinem Handeln nach außen. Scham- und Schuldgefühle, die vermutlich auch sein Vater gespürt haben musste, bremsten ihn aus, den Ärger seiner Mitarbeiterin und anderen zu zeigen.

Bitte beachten Sie: Unterscheiden Sie zwischen sinnvollem Ärger, der auf Veränderung abzielt, und einer entwürdigenden Aggressivität. Um den sinnvollen Ärger leben zu können, brauchen Sie einen Schritt beiseite, weg von den kriegstraumatischen Botschaften, hin zu Ihren Gefühlen, auch den aggressiven. Sie dürfen Ärger zeigen, ohne zum Täter zu werden.

Kalte Erziehung

Monika Loh war verzweifelt. Sie war verzweifelt darüber, dass sie sich mit ihrer Tochter wieder einmal so heftig gestritten hatte, dass sie Angst hatte, den Kontakt zu ihrer Tochter zu verlieren, der doch früher so herzlich gewesen war. Doch nun, seit die Toch-

ter dreizehn, vierzehn Jahre alt geworden war, häuften sich die Konflikte zwischen ihnen, und Monika Loh hatte das Gefühl, dass sie zunehmend aneinander vorbeiredeten. Doch noch größer war die Verzweiflung über ihr eigenes Verhalten. Denn sie hatte sich dabei ertappt, wie sie ihre Tochter angeschrien hatte: »Dann rede ich eben gar nicht mehr mit dir.« Und sie hatte das so gemeint und auch schon praktiziert, wie sie erschrocken feststellen musste. Dabei hasste sie nichts mehr als das Schweigen. So oft hatte sie von ihren eigenen Eltern erlebt, vor allem von ihrer Mutter, dass das Schweigen als Waffe, als Erziehungsmittel, als Strafe eingesetzt wurde. Dass der Vater die meiste Zeit sowieso auf Montage auf verschiedenen Baustellen Europas unterwegs war, machte es nicht besser. Als sie erwachsen geworden war, hatte sie sich oft mit ihrer Mutter darüber auseinandergesetzt, doch es war ihr so, als würde sie gegen eine Mauer rennen. Die Mutter rechtfertigte sich nicht einmal, sie hatte selbstverständlich recht. Ihre Mutter kannte es nicht anders, sie setzte Schweigen berechnend ein. Sie hatte die Macht, und da gab es nichts zu diskutieren. »Da war viel Kälte, viel kalte Macht ...«, sagte Monika Loh.

Wenn Sie in einer ähnlichen Atmosphäre groß geworden sind, die von Kälte, Macht, Strafen und Schweigen geprägt war, dann lohnt es sich nach unseren Erfahrungen, dem Verdacht nachzugehen, ob möglicherweise Ihre Großeltern (oder Eltern) nicht zu den traumatisierten Opfern, sondern eher zur Täterseite der Kriegsgeneration zu zählen sind. Die Großeltern von Monika Loh gehörten, zumindest mütterlicherseits, zu den NS-Täter/innen. Oft, allzu oft, haben wir gehört, dass Menschen, die sich an den Verbrechen des nationalsozialistischen Regimes aktiv beteiligt haben, in der Erziehung ihrer Kinder eine Atmosphäre der Kälte, der Härte, der Unberechenbarkeit von Strafen und des Drucks schufen. Es gab oft Schläge, die klaglos hinzunehmen waren, mindestens so oft aber perfide Zwangsmaßnahmen wie berechnend eingesetztes Schweigen.

Als Monika Loh dieser Spur nachging, entdeckte sie, dass der Großvater eine höhere Offiziersposition im NS-Regime innegehabt hatte. Ob bei der Polizei, der Gestapo oder der SS, konnte sie nicht herausfinden. Darüber wurde in der Familie geschwiegen, und Fotos aus dieser Zeit waren – angeblich oder wirklich – verbrannt. Doch deutlich war, dass diese selbstverständliche, verrohte Machtausübung und Gewalttätigkeit in der Familie fortwirkte. Ihr gruselte es, und sie war empört, und sie hatte Mitgefühl, vor allem mit ihrer Mutter, die dieser Machtausübung ausgesetzt gewesen war, und konnte nun auch sich selbst besser verstehen. Der Kampf mit ihrer Tochter hatte sich »wie Krieg« angefühlt, so maßlos übersteigert und dem Anlass unangemessen hatte sie ihre eigene Reaktion empfunden. Als sie den Zusammenhang erkannte, war sie erleichtert, denn sie wusste sofort, dass sich nun etwas ändern würde. Und sie war froh, dass ihre Liebe zu ihrer Tochter so groß war, dass sie die eigenen Anflüge von Kälte in ihrem eigenen Verhalten als solche erkennen konnte und darüber erschrocken war.

Für die Kinder und Enkel von NS-Täter/innen und den sie tarnenden Angehörigen sind die Kälte und Härte in der Atmosphäre nicht nachvollziehbar, sondern unerklärlich. Kaum jemand dieser Täter/innen und Mitläufer/innen erzählte in der Nachkriegszeit innerhalb der Familie offen, welche Positionen sie im NS-Regime innehatten, geschweige denn, an welchen Verbrechen sie beteiligt waren. Die Angehörigen der nachfolgenden Generation kämpfen dann verzweifelt darum, Nähe und Wärme in ihren Beziehungen zu leben, und müssen trotzdem immer wieder entdecken, dass auch sie Elemente der Härte, wie die Schweigeandrohung von Monika Loh, in ihr eigenes Verhaltensrepertoire übernommen haben, unbewusst und ungewollt.

In dem Maße, wie diese Zusammenhänge deutlich werden, verliert der Kampf um Nähe an verzweifelter Kraft. Das Streben nach Nähe bleibt, aber es wird gelassener. Sollten Sie diesen

Kampf in ähnlicher Weise kennen, hilft Ihnen die Identifizierung der Quellen, sich von den Erziehungsmethoden zu distanzieren, die Sie erfahren haben. Dies wird oft schmerzlich und mit Trauer verbunden sein, aber der Weg lohnt sich, um den Kreislauf der Weitergabe solcher Methoden an die nächsten Generationen zu unterbrechen.

Bitte beachten Sie: Methoden der »kalten Erziehung« können in dem Einfluss von Täter/innen aus der Kriegs- und Vorkriegsgeneration wurzeln. Solche Zusammenhänge zu erforschen ist notwendig, wenn Sie den Verdacht haben, unter ihrem Einfluss zu leiden, um einen Schritt beiseite tun zu können, wie wir das in späteren Kapiteln beschreiben.

Nicht wirklich groß werden

Fünf Jahre lang hatte Stefan Dobler darauf hingearbeitet. Nun war es ihm gelungen: Er hatte die Leitungsstelle bekommen, die er immer schon angestrebt hatte. Nun konnte er endlich seine Vorstellungen umsetzen. Doch ihm war nicht nach Feiern zumute. Er grübelte darüber, ob das, was er nun geschafft hatte, wirklich das war, was er wollte, oder ob er nicht lieber ganz aussteigen sollte. Da gäbe es ja immer noch die Möglichkeit, sich selbstständig zu machen oder doch ins Ausland zu gehen ... Das kannte er von sich aus seinem ganzen Berufsleben. Immer wenn er Erfolg hatte oder kurz davor war, stellte er alles infrage. »Ich mache zwei Schritte nach vorn und dann wieder zwei oder drei zurück, als ob ich nicht wirklich groß werden darf!«

Wie Stefan Dobler geht es vielen Menschen, Männern wie Frauen. Wenn Sie zu diesem Personenkreis gehören, dann sollten auch Sie der Frage nachgehen, ob dieses Verhalten eine Folge der Erfahrungen der Kriegsgeneration sein kann. Wenn wir die Berufskarrieren der Eltern und Großeltern aus dieser Generation betrachten, dann begegnen wir nur selten geradlinigen »Karrieren«. Oft gibt es Brüche, in denen Berufe nicht weiter ausgeübt werden konnten, vor allem aber durften viele dieser Menschen nicht das werden, was sie eigentlich wollten. Für viele von ihnen war es selbstverständlich, dass sich berufliche Träume nicht erfüllten oder nicht erfüllen konnten. Deswegen haben sie an die Angehörigen der zweiten Generation eine Doppelbotschaft oder sogar Dreifachbotschaft vermittelt, die oft bis in die dritte Generation, zu der Stefan Dobler gehört, hineinwirkt.

Ein Teil dieser Botschaft hieß: »Werde das, was ich, was wir nicht werden konnten. Erfülle meine Träume, meine Sehnsüchte. Sei dankbar, dass du das werden kannst!« Oder auch: »Werde das nicht, was ich werden musste! Wähle einen anderen, einen besseren Beruf!«

Ein weiterer Bestandteil dieser Botschaft war der Leistungsgedanke oder besser gesagt: der Leistungsdruck. »Leiste, leiste, leiste! Nur über Leistung wirst du bewertet. Nur über Leistungen werden persönlich Beziehungen gestaltet und bestimmt. Nur über Leistung kannst du Erfolg haben.«

Und gleichzeitig gab es unheimliche andere Botschaften und die hießen: »Es klappt ja doch nicht.« Oder: »Du darfst nicht wirklich groß werden. Du sollst, du darfst nicht wirklich größer werden als wir, die wir doch für dich da waren. Du sollst nicht wirklich mehr Erfolg haben als wir!« Menschen wie Stefan Dobler sind mit ähnlichen Doppelbotschaften aufgewachsen und folgen ihr als Leitlinie in ihrem Berufsleben. Auf der einen Seite bemühen sie sich, zu erreichen, was sie anstreben (oft ohne zu wissen, ob das wirklich anstrebenswert ist), auf der anderen Seite schrecken sie immer wieder davor zurück, Erfolg zu haben und »wirklich groß zu werden«. Es gibt kein wirkliches Maß für den Erfolg. Dass etwas unerfüllt bleibt und bleiben muss, ist die Kernbotschaft.

Falls Sie Kind oder Enkel von Flüchtlingen sind und sich in den Beschreibungen wiederfinden, »nicht wirklich groß werden« zu dürfen, kommt wahrscheinlich noch eine andere Erfahrung hinzu. Viele Angehörige der Kriegsgeneration waren Flüchtlinge. Millionen Menschen flohen innerhalb Deutschlands, über zehn Millionen flohen aus den ehemaligen Ostgebieten, dreieinhalb Millionen flohen aus der ehemaligen DDR... Viele dieser Flüchtlinge waren ebenfalls extrem leistungsorientiert. Sie arbeiteten über alle Grenzen hinaus, um sich eine neue Heimat zu schaffen, um sich ein neues Leben aufzubauen. Vielfach leisteten sie gegen die Abwertungserfahrungen in ihrer neuen sozialen Umgebung an, denn selten wurden sie danach bewertet, was sie in ihrer früheren Umgebung gewesen waren. (Das geht heutigen Flüchtlingen nicht anders.)

Gleichzeitig verharrten viele der ehemaligen Flüchtlinge dabei in einer gewissen Habachtstellung. Leitungspositionen wurden nur so weit erklommen, dass man die »Nummer zwei« wurde, aber nicht die »Nummer eins«. Wir nennen das »Stellvertreter-Syndrom«. Der Sohn eines Flüchtlings sagte:

> *»Bei meinem Vater war das auch so. Der wurde stellvertretender Leiter der Betriebsstätte, in der er arbeitete. Er hätte auch die Nummer eins werden können, aber dazu fehlte ihm der Mut. Bei mir ist das auch so. Wirklich nach vorn zu gehen und wirklich Erfolg zu haben, davor schrecke ich entweder zurück, oder es passiert irgendetwas, was dazwischenkommt. Mein Vater hat immer gesagt: Streck den Kopf nicht zu weit raus, sonst wird er abgeschossen.«*

Diese Aufforderung, den Kopf nicht zu weit herauszustrecken, ist ja ursprünglich ein Bild aus dem Schützengraben. Dort musste man in Deckung bleiben, damit man nicht getroffen wurde. Und nun, als Flüchtling in der neuen Welt, musste man »den Kopf einziehen«, um nicht von der vermeintlichen oder wirklichen Konkurrenz der Einheimischen geschlagen zu werden. Dieser Mentalität sind wir bei vielen Flüchtlingen, aber auch bei vielen Flüchtlingskindern oder -enkeln, begegnet: Sie leisten auf der einen Seite sehr viel, um Erfolg zu haben, bekommen auf der anderen Seite aber immer wieder bei einem Erfolg Gefühle des Unerfülltseins und wollen nicht wirklich groß werden. Sie können sich nicht darin verstehen, dass sie in vorderster Reihe für den Erfolg kämpfen, dann aber vor dem »Sieg« zurückschrecken.

Als Stefan Dobler die Zusammenhänge seiner Erfolgshemmung mit den Erfahrungen seines Vaters erkannt hatte, konnte er seine Verunsicherung, was den Erfolg anbetraf, nicht einfach abstellen. Doch ein erster Schritt war getan. Er hatte Verständnis für die Vorsicht und Verunsicherung seiner Eltern, vor allem seines Vaters, und gleichzeitig war er sich sicher, dass er seinen eigenen Weg gehen wollte.

Bitte beachten Sie: Wenn Sie Hemmungen haben und Unsicherheiten spüren, so groß werden zu wollen und Erfolg zu haben, wie sie es für sich angemessen halten, dann informieren Sie sich über die beruflichen Karrieren Ihrer Eltern und Großeltern aus der Weltkriegsgeneration. Bei allem Verständnis für deren mögliche Verunsicherungen durch die Brüche der Kriegs- und Nachkriegszeit bemühen Sie sich, Ihren eigenen Weg zu gehen. Haben Sie Verständnis mit sich, wenn es Ihnen schwerfällt, zu entscheiden, was Sie wirklich wollen. Haben Sie Geduld mit sich. Solche Veränderungen, solche Entscheidungen brauchen Zeit.

KAPITEL 2

Wie Sie das Irritierende an Ihren Eltern und Großeltern besser verstehen

Dass die jüngeren Menschen mit den Auffassungen der älteren Generation nicht immer übereinstimmen, ist normal. Dass es Verhaltensweisen der Eltern und Großeltern gibt, die die jüngeren Menschen ablehnen oder für sich nicht übernehmen wollen, ist ebenfalls selbstverständlich und nicht irritierend. Mit Irritationen meinen wir etwas, was darüber hinausgeht. Ein Verhalten, das irritiert, ist etwas, dass die Angehörigen der nächsten Generation verwirrt, das sie nicht »greifen«, nicht erklären können, das nicht richtig in das Bild passt, das sie sich von ihren Eltern oder Großeltern gemacht haben. Oder in das Bild, das die älteren Generationen von sich entworfen haben. Irritationen rufen immer ein Fragezeichen hervor: »Warum verhältst du dich so?«, »Warum machst du dies so, warum machst du jenes nicht?«, »Was ist los?«, oder sogar: »Warum tust du mir das an?« Wenn das, was irritiert, seine Quelle in traumatischen Kriegserfahrungen der älteren Generation hat, dann können die Eltern oder Großeltern selbst ihr Verhalten oft nicht erklären. Mit ihren Fragen gehen die Kinder und Enkel dann ins Leere, sie bekommen keine Antworten.

Wir wollen deshalb versuchen, hier einige Antworten zu geben. Wir tun das mit dem gleichen Ziel, mit dem wir die vorherigen Abschnitte verfasst haben: *damit Sie mehr Verständnis für sich haben.* Denn wir wissen, dass das Verstehen der nahen Angehörigen und das Selbstverständnis eng verbunden sind. Wir haben Einiges zusammengestellt, was uns als irritierend von Menschen, die wir begleitet haben und begleiten, erzählt wurde. Wir beschreiben diese Irritationen an konkreten Beispielen, und wir versuchen, einen möglichen Hintergrund solch irritierenden Verhaltens zu erklären sowie Ihnen schon hier Hinweise zu geben, wie Sie damit umgehen können.

Schweigen

Immer wenn Frau Impris ihre 82-jährige Mutter nach irgendeinem Ereignis in deren Leben fragte, meist ganz harmlos, aus dem Gespräch heraus, verstummte sie. »Das ist so, als wenn ein Rollo runtergeht oder besser noch ein Sperrgitter. Sie schaut dann einfach nur starr vor sich hin und sagt nichts mehr. Irgendwann steht sie auf und kocht sich einen Kaffee oder schmiert sich ein Brot. Ich bin damit verzweifelt und durcheinander. Ich frage mich, was ich da wieder falsch gemacht habe. Ich kenne das, solange ich lebe. Ich habe schon so oft versucht, sie danach zu fragen, was da los ist, aber da renne ich gegen eine Wand.« Wenn die Mutter von Frau Impris ungefragt selbst damit beginnt, Ereignisse aus ihrem Leben zu erzählen, dann kann sie durchaus das eine oder andere berichten, z.B. von Erlebnissen mit einer Schulfreundin oder von ihrer Heirat. Doch wenn sie gefragt wird, kommt das große Schweigen.

Wie Frau Impris geht es vielen Menschen. Sie stoßen auf eine Mauer des Schweigens und machen sich oft selbst dafür verantwortlich, denn sie kennen den Grund des Verstummens nicht. In diesem Beispiel besteht der Auslöser des Schweigens in den Fragen, die offensichtlich ein Verstummen bewirken. Vielleicht kennen Sie andere Anlässe, bei denen Ihre Eltern oder Großeltern verstummen, z.B. wenn sie in der Tagesschau Meldungen über Kriegsereignisse irgendwo auf der Welt sehen und hören oder in langes Schweigen verfallen, wenn sie lachenden Kindern begegnen. Viele Anlässe sind nicht genauer zu identifizieren, sondern wirken eher zufällig.

Was kann der Hintergrund für dieses Schweigen sein, das für andere oft unerklärlich und manchmal als Beziehungsabbruch verletzend ist? Oft sind es traumatische Erfahrungen der Kriegs- und unmittelbaren Nachkriegszeit. Wenn ein Mensch ein Trauma erlebt, dann überwältigt es ihn, dann rüttelt und schüttelt es ihn durch, dann fühlt er sich existenziell bedroht und ausgeliefert. Er erstarrt und mit ihm die Worte, vor allem die emotionalen Worte. Um aus dieser Not herauszukommen, müssten die Menschen Trost erfahren, und sie müssten mit anderen in der Zeit danach über das Erlebte reden können, also nicht nur über die Ereignisse, sondern vor allem über ihre Gefühle, ihr Erleben. Doch dafür gab es in den Kriegs- und Nachkriegsjahren kaum Gelegenheit. Die Menschen verstummten, sie konnten nicht über ihre Erfahrungen und die Folgen für ihr (Gefühls-)Leben reden. Wenn sie es versuchten, wurde ihnen zumeist nicht zugehört, weil für die Menschen damals alles zu viel war, weil jeder mit sich beschäftigt war und dazu fast alle das Erfahrene irgendwie beiseitezuschieben und zu verdrängen versuchten. Und sie wurden nicht gefragt. Das Problem für viele Menschen der Eltern- und Großelterngeneration und damit auch für die Nachfolgegenerationen besteht dann darin, dass das Schweigen blieb und bleibt. Je länger geschwiegen wurde und wird, desto unvorstellbarer wird es für manche, überhaupt darüber reden zu können, desto stärker wird versucht, die schlimmen Erfahrungen einzuschließen und möglichst den Schlüssel wegzuwerfen. Wenn dann Fragen von Ihnen, von den Kindern oder Enkeln kommen, die das Alte aufzurühren drohen, dann geht, um Frau Impris zu zitieren, das »Rollo herunter«, dann kommt das Schweigen, das wie eine Schutzmauer wirkt.

Dieses Schweigen ist eine Lösung für die unmittelbare Zeit nach dem Trauma gewesen, auf Dauer ist es für die meisten Menschen keine Lösung, auf Dauer will oft das, was unerhört war, Gehör finden, und dazu muss es ausgesprochen werden. Wenn Sie als Angehörige damit nicht durch die Mauer kommen, wenn Ihre Fragen unbeantwortet bleiben, dann ist das für Sie oft enttäuschend und traurig. (Wir gehen in einem späteren Kapitel darauf ein, wie Sie damit umgehen können.) Gleichzeitig ist es sicher gut, zu wissen, dass diese Mauer nicht als Schutz gegen Sie aufgerichtet wurde, sondern sich als Schutz- und Trutzburg gegen den Schrecken der Innenwelt Ihrer traumatisierten Eltern oder Großeltern richtet.

Heldengeschichten

Immer, wenn Jennifer Silo ihren Vater im Altenheim besuchte, saß er mit zwei anderen älteren Herren zusammen, und sie erzählten sich »Heldengeschichten«. »Das sind die drei, die den Zweiten Weltkrieg gewonnen haben«, sagt eine Altenpflegerin, »und den Ersten auch noch gleich mit dazu.« Die Tochter liebt ihren Vater, doch auch sie kann die »Heldengeschichten«, wie sie es nennt, nicht mehr hören. »Immer wieder die gleichen zwei oder drei Geschichten, immer wieder die gleichen!«, stöhnt die Pflegerin, »dabei ist er doch so ein netter Herr. Seine Tochter, die ihn besuchen kommt, sagt, dass er auch zu seiner Frau und zu seinen Kindern immer freundlich und liebevoll war.« Sie versteht es nicht.

Viele Menschen, die wie Frau Silos Vater im Zweiten Weltkrieg mehrfach traumatische Erfahrungen machen mussten, befinden sich in einem seelischen Dilemma. Auf der einen Seite war das Grauen so groß, dass sie dafür keine Worte finden und nicht darüber reden können. Auf der anderen Seite drängt es sie, das, was sie so sehr belastet, herauszulassen und mit anderen Menschen zu teilen. Dieses Dilemma »lösen« sie unbewusst, indem sie Deckgeschichten erzählen. Darunter verstehen wir Geschichten, die in Bezug zu den erlebten Traumata stehen, aber die mit dem traumatischen Grauen verknüpften Gefühle verdeckt lassen.

Die daraus entstandenen Geschichten wiederholen sich zumeist. Der alte Herr Silo erzählt zum Beispiel immer wieder, wie er als Soldat in der Ukraine einen Fluss überqueren musste. Dieses Geschehen wurde ausgeschmückt und zu einem großen Abenteuer, das er und seine Kameraden »tapfer« bestanden. Doch über die Gefühle, die er dabei empfand, verliert er kein Wort. Das ist die entscheidende Lücke.

Wir schlugen Frau Silo vor, ihren Vater nach seinen Gefühlen zu befragen. Wir konnten ihr diesen Hinweis geben, da dieser Versuch in ähnlichen Fällen schon oft geholfen hatte. Jennifer Silo fragte also ihren Vater einmal: »Was hast du dabei gefühlt? Wie ging es dir denn dabei?« Er wehrte ab. »Ah, Gefühle gab es nicht für uns Soldaten.« Jennifer Silo ging ins Leere, sicher auch deshalb, weil sie diese Frage bei einem Besuch im Altenheim gestellt hatte, als die beiden Heldengeschichten-Kumpel ihres Vaters danebensaßen. Als sie ihn im Zimmer fragte, nur sie und er allein, gab es auf die gleiche Frage eine ganz andere Antwort: »Oh, ich habe so Schiss gehabt. Die haben doch auf uns geschossen, und rechts und links die Schlauchboote sind abgesoffen ... Ich habe so Schiss gehabt!« Frau Silo nahm seine Hand und tröstete ihn.

Später erzählte er seine Heldengeschichten weiter, doch alle, auch die mit einem anderen Inhalt, nicht mehr so krampfhaft und nicht mehr so enthusiastisch. Das stellte auch die Altenpflegerin fest. Fast immer geschah das Erzählen, wenn er mit seinen Freunden im Altenheim zusammensaß. Wenn sie mit ihrem Vater allein war und er mit seinen Geschichten begann, brauchte sie nur seine Hand zu greifen, wie sie es beim ersten

Mal gemacht hatte, und er hörte auf. »Er überholt sich nicht mehr selbst«, sagte seine Tochter.

Es gilt also, das unter den Deckgeschichten liegende Gefühl zu erfragen. Hilfreich sind auch Sätze wie: »Oh, wenn ich das hätte machen müssen, ich hätte aber Angst gehabt …«, wenn sie mitfühlend und wahrhaftig gemeint sind. Wenn Kriegsgeschichten wie Heldengeschichten wiederholt werden und Sie sie wie bei einer Schallplatte mit beschädigter Spurrille immer wieder anhören müssen, ob Sie möchten oder nicht, dann liegt diesem Wiederholungszwang eine Kraft zugrunde. Diese Kraft besteht in den verborgenen und nicht aussprechbaren Gefühlen.

Dieser Hinweis, den wir Ihnen hier geben, führt häufig zum Erfolg, doch nicht immer. Manchmal sind die Mauern um die Angst, um die Scham, um die Schuldgefühle so fest und hoch, dass die unter den Deckgeschichten liegenden Gefühle nicht äußerbar sind. Es gibt obendrein auch Menschen, die durch die Kriegserfahrungen so verroht sind, dass sie ihre abgespaltenen Gefühle durch ein Gefühl der Gefühllosigkeit ersetzt haben. Hier sind die Heldengeschichten einfach Heldengeschichten, hier liegen keine Gefühle darunter, und deshalb sind alle entsprechenden Bemühungen, die Gefühle anzusprechen, erfolglos.

Das Schönste ist, wenn wir zusammen sind

Frau Fetsch fragt ihre Oma, was sie sich denn zu Weihnachten wünsche. Diese antwortet: »Ach, gar nichts. Das Schönste ist doch, wenn wir zusammen sind!« Frau Fetsch kann es bald nicht mehr hören. Sie kennt diesen Spruch von der Oma und vom Opa, sie kennt ihn von ihrer Mutter. Sie gönnt ihnen, dass sie gerne mit der ganzen Familie zusammen sind, doch für sie ist es anders. Sie ist z. B. gerne mit einigen Familienangehörigen zusam-

men, aber nicht mit allen. Wenn die Tante zu Besuch kommt, ist es oft eine Qual, weil sie alle in Grund und Boden redet und nie zuhören kann. Für Frau Fetsch ist das Zusammensein kein Selbstzweck.

Im Zuge des Zweiten Weltkrieges und der unmittelbaren Zeit danach sind allein in Deutschland über zwölf Millionen Menschen auf der Flucht gewesen. Auch in den von den Nationalsozialisten eroberten Gebieten gab es millionenfach Flucht, Vertreibungen, Wanderungen, Verschleppungen und Ähnliches mehr. Millionen jüdische Bürger/innen, Sinti und Roma, Homosexuelle, politische Oppositionelle, als Behinderte deklarierte und andere verfolgte Menschen wurden in Konzentrationslager verschleppt und ermordet, Millionen Kriegsgefangene quer durch ganz Europa gekarrt und oft dem Verhungern preisgegeben, Millionen Kinder und Frauen im Zuge der Landverschickung aus ihrer Heimat gerissen usw. Nur wenige Familien blieben in diesen Kriegszeiten zusammen, fast alle wurden auseinandergerissen. Die Angst, nicht wieder zusammenzukommen, die Angst, Familienangehörige zu verlieren, die Angst, als Familie auseinandergerissen zu werden – diese Angst sitzt den Menschen der älteren Generation »in den Knochen«. Nicht nur denen, die damals Erwachsene waren, auch denen, die damals als Kinder, manchmal sogar Kleinkinder oder Säuglinge den Schrecken und die Ängste miterlebt haben.

Über diese Ängste können viele Angehörige der älteren Generation nicht sprechen, oder sie wollen dies nicht. Andere halten damit hinter dem Berg, weil sie ihre Angehörigen schonen wollen. Doch diese Angst äußert sich in der Sehnsucht, dass alle zusammen sind, und in der selbstverständlichen Gewissheit, dass das doch das Beste und Schönste sei. Dies ist der Hintergrund solcher Aussagen, die für manche Kinder und manche Enkel so gar nicht mehr nachzuvollziehen sind. Wenn Sie solche Sätze hören, dann übersetzen Sie sie in Aussagen wie: »Ich habe immer Angst gehabt, dass die Familie auseinandergerissen wird, deswegen freue ich mich so sehr daran, dass wir zusammen sind.« So formuliert, können Sie vielleicht eher mit solchen Aussagen Ihren Frieden finden und Verständnis für die dahinterstehende Sehnsucht der Eltern bzw. Großeltern aufbringen.

Das bedeutet nicht, dass Sie diese Sehnsucht teilen müssen. Es reicht, wenn Sie sagen: Ja, ich verstehe dich und respektiere deine Sehnsucht und deinen Wunsch – meiner ist trotzdem ein anderer. Diese Unterscheidungen sind legitim und helfen, mit den Irritationen und den irritierenden Situationen besser umzugehen.

Abschütteln

Als Edith Bigalke sich mit ihrer Freundin Gudrun traf, war diese ganz aufgelöst. Ihr Mann hatte sie verlassen, und sie erzählte über ihren Kummer. Edith Bigalke versuchte sie zu trösten, so gut sie konnte. Doch sobald Edith Bigalke ihre Freundin in den Arm nehmen und ihr Trost zusprechen wollte, machte sich die Freundin ganz steif und setzte sich aufrecht hin und erklärte mit veränderter Stimme: »Da muss ich durch. Das schaffe ich schon. Ich komme klar.«

Anscheinend war Trost etwas, was die Freundin nicht kannte. Sie war es gewohnt, mit allem allein »klarzukommen«. Was belastete, schüttelte sie ab. So nannte sie es: »abschütteln«. So hatte sie es gelernt, vor allem von ihrer Mutter. Ihren Vater hatte sie, vor allem in der Rückschau, eher als verstummt erlebt. Er musste schon vor ihrer Geburt Belastendes »abgeschüttelt« und sich passiv »ergeben« haben. Abschütteln – so nannte und so tat es die Mutter auch. Als die Großeltern starben: abschütteln. Als der Bruder zu trinken begann: abschütteln. Als sie, die Mutter, selbst krank wurde: abschütteln. Wenn das Geld nicht reichte: abschütteln. Wenn sie von den Nachbarn abwertend angeschaut wurden: abschütteln. Dies war das Lebensmotto.

Edith Bigalkes Freundin Gudrun hatte dieses Lebensmotto immer irritiert, auch wenn es in sie eingesickert war. Sie gab sich Mühe, nicht zu sehr in Kummer und Elend zu versinken, sondern wieder nach vorn in die Zukunft zu schauen und das Leben anzupacken. Dagegen hatte Edith Bigalke nichts einzuwenden, im Gegenteil, sie fand diese Eigenschaften ihrer Freundin prinzipiell gut. Aber sie fand es schwer erträglich, wenn diese Kompetenzen ihrer Freundin auf deren Lebensqualität negativen Einfluss hatten. Wenn sie spüren musste, wie Gudrun sich selbst und ihre Gefühlswelt abwertete, und wenn sie sich selbst in ihrem Mitgefühl und ihrem Bedürfnis, Trost zu spenden, abgewehrt fühlte. Als sie sich traute, dies gegenüber Gudrun auszusprechen, konnte diese zunehmend zulassen, wie gut es tat, sich auszutauschen und sich gegenseitig zu trösten. Denn das kannte Gudrun von ihrer Mutter nicht. Ihre Mutter hatte ihr ganzes Leben darauf eingestellt, alle Probleme selber zu lösen und Negatives abzuschütteln. Je schlimmer eine Not war, desto heftiger das Abschütteln. Bei ihr hatte sich das so ausgewirkt, dass sie bei kleinem Kummer einen kleinen Trost zulassen konnte. Bei großem Kummer gelang ihr das nicht mehr, wie jetzt, als ihr Mann sie verlassen hatte. Da trat das Notfallprogramm in Kraft: abschütteln.

Die Quelle dieser Haltung wird deutlich, wenn man das Leben ihrer Großeltern betrachtet. Als Russlanddeutsche wurden sie beim Überfall der Truppen des Hitler-Regimes in der Sowjetunion auf Befehl Stalins deportiert. Ganze Dörfer, ganze von Deutschen, Tataren, Armeniern, Bulgaren, Griechen und anderen bewohnten Regionen wurden pauschal verdächtigt, mit den deutschen Truppen zusammenzuarbeiten, und deshalb »vorsorglich« nach Sibirien verschleppt. In offenen Viehwagen, ohne warme Kleidung, ohne hinreichende Ernährung, ohne zu wissen, welches Ziel sie erwartete und ob sie es lebend erreichen würden. Dort lebten sie einige Jahre, mehr schlecht als recht in Lagern, verfemt, bewacht, kontrolliert. Als sie in den Nachkriegsjahren in ihre angestammten Gegenden zurückkehren durften, fanden sie ihre Häuser und Felder teilweise zerstört vor, und das, was ganz geblieben war, war von Angehörigen anderer Nationalitäten bewohnt, die aus anderen Gegenden vertrieben worden waren. Also hieß es: abschütteln; also hieß es: neu anfangen; also hieß es, sich von dem Hunger, von den Trauerfällen, von den Vergewaltigungen nicht unterkriegen zu lassen, alles abzuschütteln und neu zu beginnen. Dies wurde an die Mutter weitergegeben, die, wie die Großeltern, das Abschütteln zu ihrem Lebensmotto machte, und so erfuhr es Gudrun, die Freundin von Edith Bigalke.

> *Doch das Abschütteln, mit dem die Mutter allen Problemen begegnete, war für Gudrun nicht das Schlimmste. Am meisten war sie verletzt, weil sie selbst abgeschüttelt wurde. Als sie bei der Beerdigung ihres Vaters ihre weinende Mutter tröstend in den Arm nehmen wollte, schüttelte diese ihren unbeholfenen Umarmungsversuch ab, im buchstäblichen Sinne des Wortes, hörte auf zu weinen, »riss sich zusammen« ... Die Tochter würde das nie vergessen, sie glaubte, etwas mit ihrem tröstenden Angebot falsch gemacht zu haben. Sie vermutete, es nicht wert zu sein, ihre Mutter zu umarmen. Von daher verstand sie auch ihre Freundin Edith, als die ihr sagte, dass sie sich von ihrem abgewehrten Mitgefühl und Trost verletzt fühlte.*

Viele Menschen, die schlimme Traumata erlebt haben, sind damals nicht getröstet worden und sind deswegen nicht in der Lage, selber zu trösten oder Trost zu empfangen. Auch Körperkontakt ist für viele ein Schrecken, zu viel schrecklichen Körperkontakt durch Vergewaltigung und andere Gewalt haben sie erfahren. Der Körper zuckt zusammen, automatisch und spontan, wenn Berührungen anstehen oder angeboten werden. Gudruns Mutter wuchs auf, ohne dass es wärmende oder andere tröstende körperliche Berührungen gegeben hätte. Zumindest konnte sie sich an keine erinnern. Sie hatte versucht, ihrer Tochter gegenüber ein bisschen weicher zu werden und manches ein bisschen anders zu machen, als sie es von ihren Eltern erfahren hatte, doch, wie sie manchmal sagte, sie »konnte nicht aus ihrer Haut«. Das Abschütteln saß so sehr in ihr drin, dass sie gerade in Zeiten des Kummers spontan keine anderen Reaktionsmöglichkeiten fand.

Wenn es Ihnen so geht wie den beiden Freundinnen Edith und Gudrun, wenn Sie auch die Erfahrung gemacht haben, abgeschüttelt zu werden, und Sie mit Ihren Bemühungen des Tröstens ins Leere gehen, dann ist es auf der einen Seite gut, Verständnis dafür zu haben, wo dieses Verhalten herkommt. Es ist der Not, es ist traumatischem Erleben oder der generationenübergreifenden Weitergabe entsprungen und der mangelnden Hilfe und dem mangelnden Trost nach den traumatischen Erfahrungen. Und gleichzeitig ist es gut, wenn Sie spüren, dass Ihnen das wehtut, weil dies der Antrieb dafür sein kann, dass Sie anders leben und anders leben wollen als die Eltern und Großeltern. Sich trösten zu lassen ist gut, Umarmungen helfen. Wie und in welcher Weise jeder Mensch Nähe sucht und Nähe aushält, das ist individuell verschieden, doch dass dies zum menschlichen Zusammenleben gehört, steht außer Frage. Hier steht an, diese Kette der Weitergabe von die Lebendigkeit verhindernden Folgen traumatischer Erfahrungen über die Generationen hinweg zu durchbrechen und Nähe und Trost zu suchen und zuzulassen, wo immer dies möglich ist. Wenn nicht bei den Eltern und Großeltern, dann bei Partnern oder Partnerinnen, bei den eigenen Kindern, bei Freunden und Freundinnen.

Gefühle auf Sparflamme

»Es heißt ja immer, dass wir Italiener so gefühlvoll sind«, sagte Toni Amini, »doch bei mir war das nicht so. In meiner Familie

waren die Gefühle auf Sparflamme. Wenn ich mich als Kind sehr freute, wurde ich komisch angeschaut. Wenn ich weinte, erst recht. Und sich ärgern, nein, das durfte man gar nicht. Da sollte man immer vernünftig und gesetzt und zurückhaltend sein. Ich habe mich immer ausgebremst gefühlt, wenn es um Gefühle ging. Selbst, dass ich meine Mama so liebte, durfte ich nicht zeigen. Das fand ich seltsam, und das finde ich immer noch komisch.« Toni Amini hat diese Atmosphäre der gebremsten Gefühle nicht ganz für sich übernommen, aber sie hat ihn beeinflusst. Sie bildete die Atmosphäre, in der er groß geworden ist, und das hinterließ Spuren. »Ich merke es immer noch. Wenn ich ein starkes Gefühl habe, z. B. traurig bin, dann bremse ich mich erst. Ich versuche dann, das Gefühl zu unterdrücken. Wenn ich das dann merke und mir die Erlaubnis für meine Gefühle gebe, dann darf ich auch traurig sein. Ohne besondere Erlaubnis geht nichts. Das gilt genauso bei der Freude oder beim Ärger oder bei anderen Gefühlen. Selbst beim Fußball erschrecke ich ein bisschen, wenn ich laut jubele, wobei mir das noch am leichtesten fällt, weil das ja alle tun.«

Falls bei Ihnen und in Ihrer Familie Gefühle eher gebremst ausgelebt und ausgedrückt werden, dann kann auch das seine Quelle in kriegstraumatischen Erfahrungen haben. Der Großvater von Toni Amini hat in Norditalien die antifaschistischen Partisanen unterstützt. Als Jugendlicher transportierte er Lebensmittel, manchmal auch Waffen, oft Informationen und Botschaften. Er musste immer unauffällig sein, konnte seine Angst nicht zeigen, aber auch nicht den Stolz, wenn es ihm gelungen war, eine wichtige Information oder unbedingt benötigte Materialien weiterzugeben. Die Kontrolle der Gefühle war überlebensnotwendig. Die Großmutter, die spätere Frau des Großvaters, lebte in einem Dorf, in dessen Nachbarortschaft viele Menschen von deutschen SS-Truppen als Geiseln genommen und später erschossen wurden. Sie kannte viele dieser Ermordeten persönlich. Auch hier war es eine Überlebensstrategie, die Gefühle zu drosseln, damit der Schmerz und der Zorn nicht übermächtig wurden.

Das, was für viele Menschen in den Kriegs- und Nachkriegszeiten überlebensnotwendig und somit sinnvoll war, überdauerte diese Zeiten und wurde ihnen zur selbstverständlichen Lebensweise. Für die Kinder der nächsten und übernächsten Generation ist ein solches Verhalten irritierend. Sie können nicht verstehen, warum sie sich nicht richtig freuen oder nicht traurig sein dürfen, warum Menschen ihre natürlichen Gefühlsäußerungen nicht zeigen, ja, nicht zeigen dürfen. Von vielen Angehörigen der jüngeren Generation hören wir, dass es bei den Eltern allenfalls gelegentlich starke Gefühlsausbrüche gab, beim Sport zum Beispiel oder beim Verlust eines Angehörigen. Doch schnell wurden auch diese Gefühlsausbrüche wieder unter Kontrolle gebracht. Das sogenannte »normale« Leben sollte weitergehen.

Im hohen Alter bricht diese Kontrolle manchmal zusammen, denn die Kraft und Energie reichen nicht mehr, um alle Gefühle »unter der Decke« zu halten. Doch in einem großen Teil des Lebens gelingt dieser Generation, die Gefühle im Zaum zu halten, und die Kinder und Enkel stehen staunend und manchmal fassungslos davor. Wie oft haben wir von Angehörigen dieser Generationen gehört, dass die Eltern nicht trauern konnten: »Weinen, das gab es bei uns nie!« Und wie oft haben sich die Kinder und Enkel ausgeschlossen gefühlt, fremd gefühlt. Wer die Gefühle seiner Eltern nicht sehen, spüren, mitfühlen kann, kann sie allenfalls erahnen. Wenn Eltern ihre Gefühle verschließen, schließen sie andere aus. Und wer sich aus der fühlenden familiären Gemeinschaft ausgeschlossen fühlt, fühlt sich fremd.

Falls Sie ähnliche Gedanken hatten und ähnliche Erfahrungen gemacht haben, können wir Ihnen sicher sagen: Sie sind nicht falsch, Sie sind richtig, Ihre Gefühlswelt ist richtig. Es gehört zum normalen menschlichen Erleben, Gefühle zu spüren und danach zu streben, Gefühle auch zu äußern und sie mit anderen Menschen zu teilen. Dass dies der älteren Generation so schwerfällt und oft nicht gelungen ist oder gelingt, liegt an ihren traumatischen Erfahrungen und auch an der Einsamkeit, die diese Erfahrungen umgab und umgibt. Wer mit anderen weinen kann, verliert einen Teil des Schmerzes. Wer von anderen Mitgefühl erfährt, wird getröstet. Wer seinen Zorn hinausschreien kann, wird sich danach erleichtert fühlen. Doch all dies gab es für die Kriegsgeneration nicht, und deswegen leben Gefühle auf Sparflamme oder bleiben verborgen im Herzen. Dies ist mit großer Wahrscheinlichkeit kein Ausdruck dessen, dass Eltern oder Großeltern Sie nicht oder zu wenig lieben, und erst recht kein Beweis dafür, dass Sie »falsch« sind. Die schlimmen Kriegs- und Nachkriegserfahrungen sind die Quelle. Dies zu verstehen mag Sie erleichtern und Sie vor allem darin ermutigen, Ihren eigenen Gefühlen zu vertrauen und Ihre eigenen Gefühle zu leben.

Es gibt auch Folgen von Kriegstraumata, die das Gegenteil beinhalten: Da bleiben die Gefühle nicht auf Sparflamme, sondern lodern ständig empor. Vor allem Ängste, Einsamkeitsgefühle, Misstrauen, latente und ausgelebte Aggressivität können Menschen mit kriegstraumatischen Erfahrungen so prägen und deren Leben so sehr bestimmen, dass diese Gefühle maßlos sind und die Angehörigen der nächsten Generation sich ihnen ausgeliefert fühlen. Gemeinsam mit den Gefühlen auf Sparflamme, mit den gebremsten Gefühlen, ist diesen extrem ausgelebten Gefühlen, dass sie kein Maß haben. Wenn der Schrecken der Bombennacht so groß ist, dass er in namenlose Angst umschlägt, wenn die Verzweiflung über den Verlust der nahen Angehörigen so überwältigend ist, dass sie sich in andauernder Angst und Verzweiflung niederschlägt, dann können solche Gefühle maßlos und stetig werden, können ganze Leben bestimmen. Dies geschieht oft, ohne dass die betreffenden Menschen die Quelle dieser Gefühle kennen bzw. mit ihrem Sichärgern, ihrer Angst, ihrem Misstrauen in Verbindung bringen, also mit den Ereignissen, aus denen heraus sie sich speisen. Für die davon betroffenen Kinder oder anderen Verwandten sind diese chronisch wiederkehrenden Gefühlsausbrüche dann äußerst irritierend und wirken zerstörerisch. Sie sind für sie nicht nachvollziehbar. Sie finden keine Erklärung und machen sie fassungslos.

Auch hier ist ein Verstehen der Quellen dieser Art von Gefühlsleben ein wichtiger erster Schritt, um zu begreifen, dass diese Gefühlsäußerungen nicht in Ihnen, in den Kindern, Enkeln oder anderen Verwandten, oder in Ihrem Verhalten begründet sind, sondern in den kriegstraumatischen Erfahrungen. Dies ermöglicht zumindest auf Dauer, einen Schritt beiseite zu treten und sich davon freizumachen, irgendwie »falsch« zu sein, um der eigenen Gefühlswelt Achtung zu erweisen und lebendigen Raum zu verschaffen.

Stell dich mal nicht so an!

»Stell dich mal nicht so an!«, das hatte Klaus Jaluschek als Kind jede Woche gehört. Das Knie blutete, weil er beim Fußball böse hingefallen war – »Stell dich mal nicht so an!« Er bekam eine Ohrfeige wegen der Fünf in Mathematik und weinte – »Stell dich mal nicht so an!« Er hatte Halsschmerzen und leichtes Fieber und wollte im Bett bleiben und nicht zur Schule gehen – »Stell dich mal nicht so an!« Als Kind verstand Klaus Jaluschek das nicht, dieses »Stell dich mal nicht so an!«. Für ihn war Sichanstellen, wenn man etwas übertrieb, wenn man aus einer Mücke einen Elefanten machte. Aber das machte er doch nicht, das Knie tat doch weh und das Gesicht auch und ebenso der Hals. Er stellte sich doch nicht an, er sagte doch nur, dass er Schmerzen hatte, dass ihn das beschämte und ihm körperlich und seelisch wehtat.

Als Klaus Jaluschek dann ein erwachsener Mann war, hörte er oft, dass er doch weniger schmerzempfindlich sei als andere

Menschen, zumindest sagte ihm seine Frau dies, die das eher befremdlich und erstaunlich fand. Er war auch stolz darauf, dass er tapfer durchhielt, Müdigkeit überspielen konnte und lange Strecken mit dem Auto fuhr, dass er beim Renovieren trotz schmerzenden Rückens weitermachte – er hatte ja gelernt, sich nicht anzustellen.

Doch dann schreckte er auf. Als seine Tochter krank war, ertappte er sich bei dem Gedanken, dass sie sich doch nicht so anstellen solle. Er erschrak und erinnerte sich, wie sehr dieser Satz ihn in seiner Kindheit genervt und irritiert hatte.

Sich nicht anzustellen war Teil der nationalsozialistischen Erziehungsideologie. Hart wie Kruppstahl sollten die Jungs und Mädels werden, und die Bücher, die diese Erziehungsideale propagierten, wurden im Westen wie im Osten noch jahrzehntelang weiter verkauft. Der Umschlag und der Buchtitel wurden leicht verändert, der Inhalt blieb der gleiche. Das ist ein Hintergrund für diesen Satz »Stell dich mal nicht so an!«. Diesem Satz folgt manchmal ein zweiter, und der heißt: »Es gibt doch Schlimmeres!« Oder: »Wir haben viel Schlimmeres durchgemacht.«

Der Psychotherapeut Wolfgang Schmidbauer erzählt von der Begegnung eines Kindes mit seinem Vater, der aus der Kriegsgefangenschaft zurückkehrt:

»›Das ist also der Wilhelm‹, sagte der ausgemergelte, hohläugige Mann, auf den die Mutter erst zögernd und dann ganz schnell zugegangen war, als er aus dem Wagon dritter Klasse stieg. Er hob den Jungen hoch, wollte ihn in die Luft werfen, so wie er es mit den Mädchen auf Fronturlauben gemacht hatte – sie jauchzten und kuschelten sich in seine starken Arme, wenn er sie wieder auffing. Aber Wilhelm war zu schwer oder der Heimkehrer zu schwach für dieses Spiel. Er rutschte durch die Hände, die nicht kraftvoll genug zupacken konnten, plumpste halb auf den Boden und fing an zu weinen. ›Mein Gott, bist du schon groß‹, stammelte der Vater, ›hör auf mit dem Geheule, es gibt sehr viel Schlimmeres dort, wo ich herkomme.‹« (Schmidbauer 2008, S. 17)

Oft werden solche Sätze wie hier ausgesprochen, manchmal hängen sie nur in der Luft, in der Atmosphäre, schwingen nach. Für die Generation der Eltern und Großeltern, die so vieles in Kriegs- und Nachkriegsjahren mitgemacht hat, mitmachen musste, war dies oft der einzige Weg, die vielen traumatischen Erfahrungen zu überleben. Schmerzen nicht zu zeigen, sondern sie zu unterdrücken, Trauer nicht zu leben, sondern so zu tun, als gäbe es sie nicht, das hielt sie aufrecht, das half ihnen zu überleben. Alles andere wurde als wehleidig und »sich anstellen« diskreditiert, verspottet, abgelehnt. Im Flüchtlingstreck konnte man sich auch keine Schmerzen »erlauben«. Im Krieg und im Gefangenenlager war Klagen verboten. Im Luftschutzbunker wurde jammernden Kindern und Erwachsenen der Mund zugehalten, auch da hieß es: »Stell dich mal nicht so an!«

Menschen sind dazu in der Lage, in akuten Notsituationen »die Zähne zusammenzubeißen« und »durchzuhalten«. Dies ist ein Impuls, der zum Überleben hilft und insofern sinnvoll ist. Doch der Sinn geht verloren, wenn dieser Impuls lebensbestimmend wird und sogar noch auf die Kinder und Enkel der nächsten Generation übertragen wird. Bei allem Verständnis für die Elterngeneration gilt auch hier das große UND: Ich kann verstehen, dass du so bist, weil du so geworden bist und keine anderen Möglichkeiten hattest, UND ich will dieses Motto nicht übernehmen. Ich will das Recht haben, zu klagen, zu jammern, zu weinen. Ich möchte die Möglichkeit haben, mein Leiden auszusprechen, es ernst zu nehmen und es mit anderen zu teilen.

Wenn Sie bei sich Impulse merken, »sich nicht anzustellen«, dann mag dies gelegentlich sinnvoll sein und oder vielleicht auch zu Ihren Persönlichkeitsmerkmalen gehören. Doch wenn Sie spüren, dass dies zu einer Art Lebensmotto wird, heimlich oder unheimlich, und wenn Sie merken, dass Sie dieses an Ihre Kinder weitergeben, dann sollten Sie hellhörig werden und sich fragen, woher es stammt. Vielleicht haben Sie es bei Ihren Eltern oder Großeltern gehört oder zumindest gespürt, und vielleicht hat es Sie auch irritiert; dann gehen Sie dem nach und suchen Sie Ihren eigenen Weg, mit Schmerzen seelischer oder körperlicher Art umzugehen. Wer Schmerzen nicht äußert, kann auch keinen Trost und kein Mitgefühl erfahren.

Immer auf 180

Sven Greiner war allergisch, allergisch gegen Aufregung. Auf andere wirkte er, als wäre er ein ruhiger, gelassener Mann. Ein Freund sagte oft: »Du wirkst wie ein Teddy, dem nichts etwas anhaben kann.« Doch das täuschte. Innerlich war er oft viel aufgeregter, als es von außen sichtbar war, und es kostete ihn große Anstrengung, äußerlich die Ruhe zu bewahren. Vor allem, wenn andere Menschen sich aufregten, insbesondere seine Mutter. Seine Mutter war nun schon sehr alt (er selbst ging auf die 60 zu). Solange er sie kannte, war sie »immer auf 180«, wie er es nannte. Als wäre ein Grundniveau von Aufregung vorhanden, dass ständig noch getoppt wurde, als würde ein Kessel heißes Wasser brodeln und alle paar Minuten überlaufen. Wenn sie Fernsehen schaute, regte sie sich über dieses oder jenes auf, wenn sie eine Zeitung las, empörte sie sich über alle Maßen, wenn er aus seinem Leben erzählte, war sie sofort mit energischen Ratschlägen bei der Hand, was er ändern solle.

Er mochte seine Mutter, er liebte sie, doch diese ständige Aufregung hielt er kaum noch aus. Er brauchte Pausen, er zog sich immer wieder zurück, um sich davon zu erholen. Seine Mutter war noch rüstig und lebte allein, der Vater war schon lange tot. Wenn er seine Mutter besuchte, musste er dies auf eine Stunde begrenzen, länger schaffte er es nicht.

Die Aufregung seiner Mutter war er ja halbwegs noch gewöhnt, aber wenn andere Menschen sich erregten oder zu permanent hohen Erregungszuständen neigten, dann zog er sich ganz schnell zurück. Er wechselte zumindest den Raum oder brach den Kontakt ab. Nach außen tat er so, als wäre er gelassen. Aber innerlich verkroch er sich in ein Schneckenhaus.

Die dauernde Hocherregung der Mutter von Sven Greiner war die Folge zweier traumatischer Erlebnisse, die sie in der unmittelbaren Nachkriegszeit erfahren musste. Wie viele Frauen und Mädchen, tausende, zehntausende, ja, hunderttausende, wurde sie in den Kriegs- und Nachkriegsjahren vergewaltigt. Ein solches Trauma wird, wie wir es nun schon oft beschrieben haben, als existenziell bedrohlich, als Katastrophe erfahren und versetzt die betroffenen Menschen in extrem hohe Erregung. Ihr »Nein« wird nicht gehört. Sie sind hilflos und fühlen sich ausgeliefert. Der Körper reagiert automatisch und schaltet in einen Notfallmodus um, eigentlich, um dazu bereit zu sein, zu kämpfen oder sich zu verteidigen. Doch in diesen Situationen konnten die Frauen, wie auch die Mutter von Sven Greiner, weder fliehen noch kämpfen. Sie mussten aushalten. Sie wurden dazu gezwungen, es über sich ergehen zu lassen, wie ein Objekt behandelt und benutzt zu werden. Die hohe Erregung blieb in ihnen. Sie fand keinen Weg heraus und konnte nicht abklingen, da diese Frauen und Mädchen in der Zeit nach der Gewalterfahrung in ihrem Elend allein blieben.

Eine solche Erfahrung kann bei manchen Menschen dazu führen, dass die hohe Erregung plötzlich in sich zusammenfällt und die betroffenen Menschen kaum noch zu Erregung fähig sind, sondern sehr abgestumpft, vor allem emotional abgestumpft, leben. Häufiger allerdings wird wie bei der Mutter von Sven Greiner die hohe Erregung zu einem dauerhaften Erleben und zu einem dauerhaften Befinden. Bei den meisten Menschen verlaufen die Erregungskurven manchmal nach oben und unten. Es gibt ein wechselhaftes Auf und Ab in Höhen und Tiefen. Doch – und das ist entscheidend – vollzieht sich dieser Wechsel bei denjenigen, die Opfer sexueller Gewalt wurden, auf einem grundlegend sehr hohem Plateau.

Kinder, Partner/innen und andere, die mit diesen Menschen zusammenleben, müssen sich darauf einstellen. Sie lernen, mit hoher Erregung zu leben, und spüren gleichzeitig, dass diese Erregung nicht die ihre ist. Auch wenn sie ansteckend wirkt, auch wenn sie in sie hineinsickert, schwanken sie oft dazwischen, diese Erregung zu teilen oder sich von ihr abzugrenzen.

Falls Sie zu den Menschen gehören, die in einer häuslichen Atmosphäre der Hocherregung aufgewachsen sind, sind wieder einmal zwei Aspekte wichtig. Der erste besteht, wie schon so oft an anderer Stelle erwähnt, darin, Verständnis für die hohe Erregung, wie in diesem Fall für die der Mutter von Sven Greiner, zu entwickeln. Und auf der anderen Seite ist es wichtig, dass Sie auch das eigene Leiden und die eigene Unsicherheit, die Irritation, oft auch die Not ernst nehmen. Auch hier gilt es zu unterscheiden, was das Eigene, was Ihnen meinhaftig ist, was aus Ihnen entspringt und was von anderen kommt. Genau werden Sie diese Unterscheidung nie treffen können, aber einen Versuch ist es immer wert. So schön und verbindend es sein kann, wenn Sie die Aufregung anderer Menschen teilen, so anstrengend wird dies, wenn Sie dauerhaft fremdbestimmt werden und sich dauernd fremdbestimmt fühlen und wenn es dabei keine Pausen gibt. Dann brauchen Sie Pausen und Abstand, Pausen durch Abstand. Dann ist es kein Verrat an den dauerhaft hocherregten Menschen, wenn Sie sich zurückziehen. Sie brauchen den Rückzug, auch, um wieder näher herangehen zu können.

Bloß kein Risiko!

Steffi Gerbs Mutter war eine begeisterte Strickerin. Sehr kreativ entwarf sie neue Muster, kombinierte Farben, wählte Wolle aus und schuf Stricksachen, die in der Verwandtschaft und im Freundes- und Bekanntenkreis sehr begehrt waren. Einmal fragte Steffi Gerb ihre Mutter: »Warum hast du eigentlich kein Strickgeschäft aufgemacht? Du bist doch so großartig darin, und du hast so viel Spaß daran. Das wäre doch bestimmt etwas Gutes geworden.« Zu ihrer Überraschung füllten sich die Augen ihrer Mutter mit Tränen. Sie wischte sie weg: »Das ergab sich nicht.« Erst wollte sie nicht darüber reden, doch dann, auf wiederholtes Nachfragen hin, brach es aus der Mutter heraus: »Ich wollte ja! Und ich hatte schon einen Laden, den ich übernehmen wollte und konnte. Die alte Inhaberin ging in Rente, und ich hatte da immer viel Wolle gekauft und mit ihr viel geredet. Sie wusste, dass mein Herz daran hing. Sie wollte mir den Laden überlassen. Ich hätte nur den Mietvertrag übernehmen müssen, und für die Waren hatte ich auch schon einen kleinen Kredit, das wäre problemlos gegangen.«

»Aber«, fragte die Tochter, »warum klappte das nicht?«

»Dein Vater war dagegen. Er war ganz stur. Er wusste, dass er mir meinen Lebenstraum kaputt machte. Und ich glaube sogar, dass ihm das irgendwie leidtat, zumindest später. Doch irgendwie konnte er nicht aus seiner Haut. Bloß kein Risiko, das sagte er immer. Kein Risiko, das war schon immer so. Auch als wir ein Haus kaufen wollten, damals, als sie noch billig waren, da hatten wir eines für unter 100.000 Mark. Ein richtig schönes Einfamilienhaus, aber auch da war nichts zu machen. Es war schon alles unterschriftsreif, und in der Nacht vor der Unterzeichnung konnte er nicht schlafen, und am nächsten Morgen hieß es: Bloß kein Risiko!«

Steffi Gerb war erschüttert und verwirrt. Sie verstand ihre Mutter nicht, wieso sie dies hatte mit sich machen lassen, und sie verstand ihren Vater, der zwei Jahre zuvor verstorben war, nicht, warum er diese Haltung so konsequent durchgesetzt hatte. Sie wusste doch, dass er seine Frau geliebt hatte. Sie konnte ihn nicht verstehen. Sie war sehr irritiert.

Warum wir Ihnen diese Geschichte erzählen? Weil solche Erfahrungen auch Folgen für die zweite und dritte Generation zeigen. Wir begegnen immer wieder Menschen, die wie Steffi Gerb zwischen einem hohen Maß an Sicherheitsbedürfnis und einem hohen Maß an Risikobereitschaft schwankten, wenn sie erst Jahrzehnte nach dem Krieg ihre soziale und berufliche Existenz aufbauten.

Sich die Lebensgeschichte von Herrn Gerb anzuschauen macht die Haltung, jedes Risiko zu vermeiden, vielleicht verständlicher. Er war als sehr junger Mann Soldat gewesen. Er war so viele Risiken eingegangen, musste sie eingehen in seinen jungen Lebensjahren, dass sein Lebenskonto an Wagemut damit ausgeschöpft war. Schon bevor er eingezogen wurde, war er als Flakhelfer aktiv und musste mit ansehen, wie die Bomben seine Stadt zerstörten. Nach Kriegsende war er drei Jahre in Gefangenschaft, und auch da versuchte er, möglichst wenig aufzufallen: Bloß kein Risiko. Er ging danach immer »auf Nummer sicher«, wie er sagte.

Wie Herrn Gerb ging es vielen Menschen dieser Generation, ihre Risikobereitschaft war aufgebraucht. Sicherlich gab es auch andere, die nur noch Risiken eingingen, die gar kein Maß mehr fanden, die den Kitzel des Risikos nicht mehr lassen konnten und zum Beispiel als Unternehmer Wagnisse eingingen, die für andere unvorstellbar waren.

Für Angehörige ist ein solches Verhalten, der Rückzug »auf die sicherere Seite«, oft nicht nachvollziehbar. Herr Gerb hat seine Frau gekränkt, seine Tochter unwissentlich nachhaltig irritiert, doch offenbar ist seine Angst so groß und so tief gewesen, dass er selbst seiner Frau, die er doch sehr gern hatte, den

Wunsch nach einem Laden, nach der Erfüllung eines Lebenstraums abschlug.

Falls Sie auch zu den Menschen gehören, die durch das übervorsichtige Verhalten der Eltern oder Großeltern irritiert wurden, so mag dies als Erklärung dienen, um das Verständnis für sie und für Sie zu erhöhen oder überhaupt erst zu entdecken. Die tiefe Existenzangst, durch oft mehrere aufeinanderfolgende traumatische Ereignisse hervorgerufen, ist stärker als die Zuneigung zum Beispiel zur Partnerin oder zu den Kindern und ist stärker als Argumente und Vernunft. Das ist wahrscheinlich wichtig für Sie zu wissen, dass die Haltung »Bloß kein Risiko«, wie die von Herrn Gerb gegenüber seiner Frau, nicht aus der Beziehung zu seiner Frau entstanden ist, sondern eine Folge kriegstraumatischer Erfahrungen war. Und doch hat sie Beziehungsauswirkungen, weil er durch seine Haltung und sein Verhalten einen Lebenstraum seiner Frau zerstört hat.

Für Steffi Gerb hatte diese Einsicht positive Folgen. Sie konnte sich besser und unbefangener damit auseinandersetzen, worin ihr eigenes Maß an Sicherheitsbedürfnis und Risikobereitschaft bestand.

Sag immer, wo du bist!

Dass Eltern wissen wollen, wo ihre Kinder sind, fand Udo Engelbrecht normal. Doch jetzt war er 19, und dass er immer noch seinen Eltern mitteilen musste, wo er sich aufhielt, dass er standig Rechenschaft ablegen sollte, wenn er später nach Hause kam, als sie erwartet hatten, das ging ihm doch viel zu weit. Irgendwann platzte ihm der Kragen, und es gab einen heftigen Streit. Er sagte lautstark: »Ich verstehe euch nicht. Diese Überkontrolle! Habt ihr denn kein Vertrauen zu mir?« Doch, sie hätten Vertrauen, meinten Vater und Mutter, doch sie müssten seinen Aufenthalts-

ort wissen, sie würden sich sonst so viele Sorgen machen. Er akzeptierte das nicht: »Dass ihr euch Sorgen macht, ja, okay, aber das geht doch allen so. Warum muss ich so doll kontrolliert werden? Am liebsten wäre euch doch, wenn ich eine elektronische Fußfessel tragen würde. Stellt euch doch mal vor, ihr wärt in meiner Situation und würdet ständig überwacht werden von euren Eltern, das würde euch doch auch nicht passen!« Zu seinem Erstaunen erzählten die Eltern, dass es ihnen auch so ergangen war, beiden. Oft sei es sogar noch schlimmer gewesen. Bis sie 18 waren, hätten sie gar nicht abends nach 20 Uhr aus dem Haus gehen dürfen. »Und, wie hat euch das gefallen?«, fragte er.
Ihre Antwort: »Ja, einerseits fanden wir das schon einschränkend, aber andererseits war das auch normal. Wir sind ja damit groß geworden. Das war so üblich, es gab nichts anderes.«

Ganz ähnliche Konflikte mag es in vielen Familien geben, und vielleicht werden Sie solche Auseinandersetzungen auch kennen, vielleicht als Sohn oder Tochter, vielleicht auch als Elternteil. Jede Generation muss das Verhältnis zwischen Freiheit und Anbindung immer wieder neu austragen und ausloten. Doch in Situationen wie der hier beschriebenen scheint es um mehr zu gehen als um die bloße elterliche Fürsorge. Dass Eltern sich um ihre Kinder sorgen, gehört zur mütterlichen und väterlichen Fürsorge. Dass sie dafür kein Maß haben, dass sie die Fürsorge bzw. die Angst um das Kind nicht zumindest gelegentlich beiseitestellen können, um ihm Spielräume zu erlauben, und dass sie nicht mitbekommen, wenn die Kinder schon erwachsen sind, das geht über den üblichen Rahmen hinaus. Wenn es Ihnen auch so geht oder wenn Sie davon betroffen sind, dann sollten Sie der Frage nachgehen, was die Quelle einer solchen Überfürsorge und extremen Ängstlichkeit sein könnte.

In der Familie von Udo Engelbrecht waren drei von vier Großeltern in der Kriegs- und Nachkriegszeit den anderen Familienangehörigen verloren gegangen. Einer war lange Zeit vermisst, bis er überraschend aus der Kriegsgefangenschaft heimkehrte. Eine Großmutter war bei Kriegsende aus einem Gefangenenlager der Nationalsozialisten befreit worden und lebte anschließend mehrere Monate in einem Alliiertenlager als »displaced person«, bis sie ihren späteren Mann kennen- und lieben lernte. Die andere Großmutter war bei einer Bombardierung verschüttet worden und hatte danach Gedächtnis und Orientierung verloren. Sie wusste lange nicht mehr, wo sie ist und wer sie ist. Erst allmählich kehrten Teile des Gedächtnisses und der Orientierung zurück.

Bei all diesen Menschen war die Frage eine Frage auf Leben und Tod, zu wissen, wo sie und andere nahe Menschen waren. Nicht zu wissen, wo die anderen waren, bedeutete immer die existenzielle Verunsicherung, dass die anderen tot sein könnten oder es sogar wahrscheinlich seien. Daraus entstand ein Bedeutungsüberhang für die Aufforderung: »Sag immer, wo du bist«, die von den Großeltern bruchlos an die nächste Generation, die Eltern von Stefan Engelbrecht, weitergegeben wurden. Der Enkel bekam diese Qualität dann von seinen Eltern mit, ohne dies in irgendeiner Weise nachvollziehen zu können. Das, was er naheliegender Weise als mangelndes Vertrauen seiner Eltern in ihn interpretierte, war im Ursprung das Misstrauen seiner Eltern in die Welt.

Falls Sie selbst diesen Bedeutungsüberhang kennen oder ihm ausgesetzt sind, so ist es sinnvoll und wichtig, seine mögliche Entstehungsgeschichte aus traumatischen Erfahrungen der Kriegs- und Nachkriegszeit zu kennen. Sich diesem Bedeutungsüberhang zu entziehen ist für die Angehörigen der nächsten Generation nur schwer möglich. Der beste Weg, ihn abzubauen, besteht darin, seinen traumatischen Quellen auf die Spur zu kommen und sich darüber, so gut es irgendwie geht, mit anderen Menschen auszutauschen. Das kann der Wirkung dieser traumatischen Ereignisse auf die nächsten Generationen die Kraft nehmen.

Nichts wegwerfen!

Eberhard Schuricke hatte seine Tante gemocht, nun war sie gestorben. Er war auf der Beerdigung und trauerte. Gemocht hatte er sie immer, vor allem als Kind, und gleichzeitig war sie ihm immer ein wenig seltsam vorgekommen. Nun, zwei Wochen nach der Beerdigung, rief ihn seine Mutter an: »Eberhard, du musst mir helfen, ich schaffe das nicht mehr. Ich bin dabei, die Wohnung und den Keller auszuräumen, aber was ich hier vorfinde, das macht mich verrückt ...« Und die Mutter erzählte, dass sie in der Wohnung der Tante überall in den Schränken, in den Regalen, im Kühlschrank, in jeder Nische und vor allem im Keller, Unmengen von gehorteten Lebensmitteln und anderen Vorräten vorgefunden hatte. Sobald er konnte, fuhr Eberhard Schuricke dorthin, um der Mutter zur Seite zu stehen.

Was er vorfand, machte auch ihn fassungslos. In einem Kellerregal gab es 46 Päckchen Kaffee, Unmengen von Handcremes und Spülmittel, mehrere Kisten Äpfel, zum Teil verfault, Vorräte, die wochenlang für eine Großfamilie gereicht hätten. Dabei hatte seine Tante allein gelebt und außer ihrer Schwester keine Angehörigen.

Eberhard Schurickes Mutter war ganz anders als seine Tante. Sie warf alles weg, was sie nicht mehr unbedingt brauchte, sofort und ohne zu zögern. Und sie neigte dazu, bei ihm »aufzuräumen«, auch wenn er das nicht wollte, und »auszusortieren«. Er selbst stand etwas »dazwischen«. Bei Lebensmitteln warf er alles weg, was das Haltbarkeitsdatum überschritten hatte. Doch bei kleineren Dingen wie Geschenkpapier und Bändchen, leeren Kugelschreibern und Socken mit Löchern ... war er ein »Sammler«, wie seine Frau oft sagte. Ihn beschäftigte schon die Frage, was seine Tante und seine Mutter ihm »vererbt« hatten.

Die Tante von Eberhard Schuricke hatte den Krieg erlebt und die Not der Nachkriegszeit. In den letzten Kriegsmonaten und vor allem nach Kriegsende waren die Lebensmittelvorräte der Menschen erschöpft, die Versorgung war zusammengebrochen. Viele gingen »hamstern« oder, wie es im Rheinland hieß, »fringsen«. (Der Kölner Kardinal Frings hatte das bei Hunger und großer Not erlaubt.) Heute würde man sagen betteln, manchmal auch stehlen. Oder sie versuchten, auf den Schwarzmärkten das eine oder andere von den übrig gebliebenen Besitztümern gegen Essbares umzutauschen. Im Winter 1946/1947 war der Hunger so groß, dass in den Unterlagen der alliierten Besatzungsmächte zahlreiche Berichte zu finden sind, in denen davon erzählt wird, wie die Kinder in den Schulen reihenweise von den Bänken kippten: Sie konnten sich aus Schwäche vor Hunger nicht mehr aufrecht halten.

Wer solche Zeiten miterlebt hat, wirft keine Lebensmittel mehr weg. Ja, und mehr noch, wem das Erleben dieser Not im Leibgedächtnis, also im Gedächtnis des Herzens weiter lebendig ist, der oder die versucht, Vorräte anzulegen. So auch die Tante von Eberhard Schuricke. Jedes Sonderangebot hatte sie genutzt, um ihre Vorräte aufzufüllen. Haltbarkeitsdaten interessierten sie nicht, sie hatten 1945, 1946 oder 1947 auch keine Bedeutung.

Für Menschen wie uns, die Angehörigen der Kinder- und Enkelgeneration, die solche traumatischen Erfahrungen nicht machen mussten, mag dieses Verhalten befremdend sein, ja, manchmal als »verrückt« bewertet werden. Doch was heute unsinnig erscheint, war für die betroffenen Menschen der Kriegsgeneration einmal voller Sinn. Später erinnerten sie sich vielleicht gar nicht mehr aktiv an diese Hungersnot, aber lebten und handelten, zumindest phasenweise, als ob es sie noch immer gäbe, ganz so, als wäre sie *jetzt*. Sie handelten (und handeln) so, als wäre diese Zeit nicht Vergangenheit, sondern Gegenwart. Dies ist ein Grundprinzip, wie traumatische Erfahrungen nachwirken. Dies zu verstehen ist wichtig.

Die Mutter Eberhard Schurickes hatte Ähnliches wie ihre Schwester erlebt, aber offenbar anders, fast gegensätzlich darauf reagiert. Doch ließ die Radikalität, mit der sie bei ihrem Sohn (und auch bei dessen Sohn) »aufräumte«, darauf schließen, dass sie eher nichts »behalten« konnte. Auch dieser Reaktion begegnen wir bei Menschen, die in den Kriegszeiten viel verloren haben. Die tiefe Erschütterung über den Zustand der Wohnung ihrer Schwester weist darauf hin, dass dabei die Erfahrungen großer Not in der Kriegs- und Nachkriegszeit wieder lebendig wurden.

Wenn Sie den beschriebenen Verhaltensweisen bei Menschen der älteren Generation begegnen, dann nehmen Sie sie als Zeichen der Not, die diese Menschen durchgemacht haben. Sie bleiben dabei nicht weniger irritierend, doch der Zusammenhang mit den Kriegserfahrungen kann wahrscheinlich etwas Verständnis wecken. Sollten solche Verhaltensweisen für Sie als Angehörige der jüngeren Generation unsinnig erscheinen, dann können Sie und wir froh sein und uns glücklich schätzen, dass wir solche Erfahrungen nicht durchleben mussten.

Halt dich da raus!

Beate Wägele war immer politisch aktiv, seit sie zu studieren begann. Damals schon in der Studentenbewegung, später als Atomkraftgegnerin in Bürgerinitiativen, schließlich in der Partei »Die Grünen«. Immer äußerte sie ihre Meinung und war bereit, öffentlich und energisch für sie einzutreten. Doch immer, wenn sie ihren Eltern davon erzählte, waren diese zutiefst erschrocken. Jedes Mal versuchten sie, sie aufzuhalten. Immer hieß es: »Halt dich da raus!« Beate Wägele hatte lange gedacht, dass diese Haltung darin begründet sei, dass die Eltern politisch konservativ denken würden und deshalb gegen ihre Aktivitäten eingestellt seien. Irgendwann hatte sie aufgehört, über ihr politisches Engagement zu erzählen. Doch da ihre gesellschaftliche und politische Beschäftigung einen so großen und bedeutsamen Teil ihres

Lebens ausmachte, konnte und wollte sie diesen Aspekt ihres Lebens nicht völlig verschweigen. Mittlerweile war sie schon die ablehnende Haltung ihrer Eltern gewohnt. Sie brauchte sich nur vorzustellen, wie sie etwas von sich erzählte, und schon sah sie vor ihrem inneren Augen die sich verengenden Augen und die schmalen, zusammengepressten Lippen ihrer Mutter oder die erhöhten, hochstehenden Augenbrauen und den strengen Blick ihres Vaters vor sich. Beide Seiten hatten den Kampf aufgegeben, die jeweils andere überzeugen zu wollen, doch das gegenseitige Unverständnis blieb und belastete die Beziehung.

Nun waren die Eltern schon über 80 Jahre alt, und Beate Wägele hatte den Eindruck, dass es fortan immer schlimmer wurde. Ihre Mutter hörte manchmal fast auf zu atmen, und der Vater reagierte derartig verstört und verstörend, dass die Tochter sicher war, dieses Verhalten könne nicht nur in unterschiedlichen politischen Auffassungen begründet sein.

Aber worin war es begründet, dieses Verhalten, das die Beziehung belastete? Beate Wägele war ratlos. Wenn es Ihnen ähnlich ergeht, dann hilft es vielleicht, sich damit zu beschäftigen, welche politischen Erfahrungen die Eltern oder Großeltern in ihrer Kindheit und Jugend miterleben mussten. Frau Wägeles Mutter war aktiv im Bund Deutscher Mädel BDM, der Kinderorganisation der Nazis. Anfangs war sie begeistert, sang die Lieder mit großem Enthusiasmus, nahm an den Ferienlagern teil und war stolz, wenn die Flagge gehisst wurde. Es war der Weg, aus der kleinen bürgerlich-dörflichen Enge ihrer Heimat herauszukommen und ein Stück von der großen weiten Welt zu erleben.

Dem Vater erging es in der Hitlerjugend ähnlich. Wehrübungen, Kampfsport, all das faszinierte ihn. Doch dann erlebten beide, wie ihr Enthusiasmus mit Füßen getreten wurde, wie aus den spielerischen Wehrübungen Krieg und Tod und Verwundungen wurden, wie die Nazi-Jugendführer den Opfertod predigten und als Erste flohen, wie sie die jungen Menschen zum

Durchhalten aufforderten, während sie selbst ihr Schäfchen ins Trockene brachten. Die Desillusionierung, die Enttäuschung waren riesengroß, und die Eltern schworen sich wie viele, viele andere: Nie wieder Politik, wir halten uns aus allem heraus!

Bei den nächsten Generationen stößt diese Haltung vielfach auf Unverständnis und Missfallen. Zu Recht! Denn wer sich aus allem heraushält, ebnet denen den Weg, die andere ausnutzen und missbrauchen. Diese unterschiedliche Lebenserfahrung und Lebenseinstellung waren der Kern des Konfliktes zwischen Beate Wägele und ihren Eltern. So verständlich es war, dass ihre Eltern auf ihre Enttäuschung mit einem Rückzug aus politischer und gesellschaftlicher Teilhabe reagierten, so befremdlich war es für die Tochter und ist es für viele andere Angehörige der jüngeren Generationen, dass sie dies den Jüngeren auch noch vorschreiben wollten. Sicherlich versuchen Eltern oft das, was sie für sich als richtig erkannt haben, auch zur Leitlinie des Verhaltens ihrer Kinder und Enkel zu machen. Doch in den genannten Fällen geht es oft noch darüber hinaus. Sie hatten ihre politische Aktivität in ihrer Jugend später nicht nur als falsch, sondern oft auch als lebensgefährlich erlebt. Sie kannten keine politischen Aktivitäten im Sinne von Unterschriftensammlungen, Demonstrationen oder Aktivitäten in Bürgerinitiativen oder demokratischen Parteien. Politik hieß für sie Vernichtung anderer, mit der Gefahr, selbst vernichtet zu werden. Gerade in den letzten Kriegsmonaten war es üblich, dass Menschen, die in den Nazi-Jugendorganisationen aktiv waren, plötzlich »freiwillig« an die Front geschickt wurden, als Volkssturm, von den erfahrenen Soldaten als »Kanonenfutter« bemitleidet. Politische Aktivität hatte für diese Generation mit Begeisterung und der Sehnsucht nach Zugehörigkeit und Anerkennung begonnen und mit drohendem Tod und Verletzungen geendet. Diesen Schrecken, diese traumatische Bedrohung als Hintergrund des »Halt dich da raus!« zu verstehen, kann ein wenig Verständnis für die ältere Generation ermöglichen. Dass die jüngeren ihren eigenen Weg gehen sollen und müssen, ist davon unbenommen.

Irritation: Keine Ängste, aber ganz tiefe Angst

»Ich verstehe das gar nicht«, sagt Oliver Leimers, »früher hat meine Mutter gar keine Angst gehabt um mich. Ich durfte in den 50er-Jahren, als ich Kind war, mit meinen Rollschuhen auf der Straße umherfahren. Da kamen zwar weniger Autos vorbei als heute, aber immerhin doch einige. Ich konnte rodeln, den steilen Berg hinunter, na ja, es war ein Hügel, aber immerhin gefährlich. Und die anderen Kinder auch, ohne dass jemand von den Erwachsenen dabei war. Und selbst bei diesem alten Trümmergrundstück konnte ich mit meinen Kumpels spielen. Als Kind blieb ich auch oft lange weg, aber es passierte nichts. Irgendwie war das ganz selbstverständlich für meine Mutter und für mich als Kind. Wenn ich mir vorstelle, meine Kinder würden sich so verhalten, wird mir vor Angst ganz schlecht. Das könnte ich nie akzeptieren. Heute verstehe ich das gar nicht mehr, wie meine Mutter so wenig Angst um mich haben konnte.

Und jetzt, seit ich erwachsen bin, kommen die Ängste meiner Mutter irgendwie so richtig raus und werden immer stärker. Vielleicht habe ich sie vorher nicht bemerkt und bemerke sie jetzt mehr. Sie ängstigt sich irgendwie um alles. Aber diese Angst ist ganz seltsam, so irgendwie nicht zu greifen. Da hat sie mal plötzlich Angst, dass ich Krebs habe und sterbe, dann sorgt sie sich wieder um meine Schwester, dass die keinen Partner findet und ihr Leben lang allein bleibt. So ein Quatsch. Wenn ich ihr das dann sage und mit ihr rede und versuche, sie ein bisschen zur Vernunft zu bringen, dann ist das zwecklos. Bei jedem Gewitter ist dann die riesige Angst, dass ein Blitz in unser Haus einschlägt, auch wenn das Gewitter noch so weit weg ist, oder dass es ein Erdbeben gibt oder bei uns eingebrochen wird oder dass ich einen

Fehler bei der Arbeit mache und meine Stelle verliere – dabei gehe ich bald in Rente, das ist absurd … Irgendeine Angst ist immer da, aber immer eine Angst, die gar nicht richtig greifbar ist.«

Da gab es bei seiner Mutter auf der einen Seite früher offenbar keinerlei Angstgefühle, wie bei dem Mann aus dem Märchen, der auszog, das Fürchten zu lernen. Und auf der anderen Seite muss es schon damals, in der Kindheit von Oliver Leimers, eine tiefe Angst gegeben haben, die sich im Älterwerden der Mutter immer deutlicher Bahn bricht, bis sie sich schließlich in übergroßer Ängstlichkeit ausdrückt und sich anscheinend wahllos an diesem und jenem festmacht. Wenn Sie das kennen sollten, werden bestimmt auch Sie irritiert sein und es nicht nachvollziehen können. Der Irritation »auf die Schliche kommen« können Sie nur, wenn Sie solche Widersprüchlichkeiten des Angsterlebens als Folge von traumatischen Erfahrungen verstehen.

Menschen, die traumatische, also existenziell bedrohliche Erfahrungen erlebt haben, leiden in der Folge oft an konkreten sowie sehr diffusen Ängsten und manchmal an tiefer, aber abgespaltener Angst. Wie kommt es, wie in diesem Beispiel, zu der »frühen« Furchtlosigkeit und der späteren unkonkreten, sehr diffusen, frei schwebenden, nicht greifbaren massiven Angst der Mutter?

Am Anfang steht das Traumaereignis, bei vielen Mädchen und Frauen oft die tief greifende Erfahrung der Erniedrigung und Verletzung sowie Vernichtung der sexuellen Identität. Da sie unmittelbar danach (und später auch) nicht in ihrer Not gesehen und gehört wurden, da sie mit all ihrer Angst und Ohnmacht ins Leere gingen, war eine Möglichkeit, psychisch zu überleben, die Ohnmachtsgefühle und die existenzielle Angst abzuspalten und sie so nicht mehr zu spüren. Diese Furchtlosigkeit hatte Oliver Leimers als Kind zu spüren bekommen. Sie war ihm vonseiten seiner Mutter ihm gegenüber selbstverständlich.

Wenn auch seine Mutter mit dem, was ihr konkret Angst gemacht hatte, ins Leere gegangen war, so blieb in ihr doch gleichzeitig die unkonkrete, tiefe Angst, dass sich irgendwann und irgendwie schreckliche Erfahrungen wiederholen könnten. Später dann, im höheren Alter der Mutter, als die Mauer zwischen ihrer tiefen Angst und der abgespaltenen konkreten Angst nicht mehr hielt, traten an die Stelle der »konkreten Angstlosigkeit« ungreifbare, diffuse, frei schwebende Ängste. Die sich oft steigernden diffusen Ängste tarnen sich nun wahllos als konkrete Ängste, die den Kindern und Enkeln unerklärlich sind.

Dies als Hintergrund zu verstehen ist ein erster Schritt des Umgangs damit. Denn mit Argumenten Ängsten zu begegnen, hilft in den seltensten Fällen. Zumindest nicht bei solchen Ängsten, die in traumatischen Erfahrungen begründet sind.

Als Oliver Leimers der Zusammenhang mit möglichen traumatischen Erfahrungen seiner Mutter bewusst wurde, versuchte er nicht mehr, ihr diese Ängste auszureden oder sie wegzuargumentieren. Er bemühte sich darum, die Mutter nach den Wurzeln ihrer Ängste zu fragen, nach dem, was ihr früher zugestoßen war. Doch die Mutter konnte und wollte nicht darüber reden. Also probierte er aus, wie er der Mutter die Angst mildern konnte, ohne sich in konfrontative Argumentationen zu verrennen. Er merkte, was die Mutter brauchte, dass er sie ernst nahm und in den Arm nahm und dabei sagte: »Ich passe doch auf mich auf, und ich passe auch auf dich auf ... Alles wird gut!« Das half nicht immer, aber manchmal, und das war schon viel.

Aufessen!

»Es gab ein unumstößliches Gesetz bei uns in der Familie«, erzählt Marion Kreutz, »immer musste alles aufgegessen werden. Immer! Meine Mutter hatte starkes Übergewicht und hasste sich dafür. Mein Vater war dünn wie ein Hemd und litt unter

Magengeschwüren. Aber all das konnte nichts daran ändern: Wir Kinder mussten immer alles aufessen. Mir war das so selbstverständlich, dass ich gar nicht daran zweifelte. Erst als ich älter wurde und auch gelegentlich bei Freundinnen oder Freunden zu Besuch war, merkte ich, dass es bei anderen Familien auch anders sein konnte. Auch bei den Fahrten mit der Schule in Schullandheime oder anderen Exkursionen beobachtete ich voller Erstaunen, dass manche Menschen das, was ihnen nicht schmeckte, auch nicht aßen und dass sie selbst bestimmten, wann sie satt waren. Das Verhalten meiner Eltern machte mich zunehmend sauer und ich rebellierte als Jugendliche dagegen, indem ich eine Zeit lang das Essen fast ganz verweigerte. Meine Mutter zankte mit mir und war regelrecht beleidigt. Mein Vater schaufelte stumm sein Essen in sich hinein und tat so, als ob ich Luft wäre. Ich bin darüber richtig krank geworden.«

Marion Kreutz' Eltern hatten den Krieg und die unmittelbare Nachkriegszeit nicht miterlebt. Sie hatten nicht hungern müssen wie ihre Eltern, für sie war Essen keine existenzielle Frage von Leben und Tod. Aber für Marion Kreutz' Großeltern hatte Essen eine besondere existenzielle Bedeutung. Den Krieg und die unmittelbare Nachkriegszeit miterlebt zu haben bedeutete, zu hungern. In diesen Zeiten trieb der Hunger viele Menschen dazu, auch und gerade Kinder und Jugendliche, Lebensmittel zu erbetteln oder zu stehlen. Damals starben viele Menschen vor Hunger, doch auch die Nahrungsmittelsuche war oft lebensgefährlich. Menschen sprangen auf fahrende Eisenbahnzüge, waren Tieffliegerangriffen ausgesetzt, mussten durch verminte Gebiete laufen oder riskierten, von Bomben getroffen zu werden. Essen zu finden war, wie gesagt, eine Frage auf Leben und Tod, nicht nur für sich, sondern auch für die nahen Angehörigen. Und das hieß: Gegessen wird, was auf den Tisch kommt, egal, ob Kohlsuppe oder gekochte Kartoffelschalen. Und dass man überhaupt etwas zu essen hatte, dafür hatte man dankbar zu sein. Es bedurfte keiner besonderen Aufforderung, dass »aufgegessen wird«, und zwar alles!

Diese Haltung hat sich in vielen Menschen, die die Kriegs- und Nachkriegszeit erlebt haben, unauslöschlich eingebrannt. Für die nach dem Krieg geborenen Kinder wie die Eltern von Marion Kreutz war diese Haltung eine Selbstverständlichkeit. Es ging nicht darum, wie man isst und was man isst und wie viel man isst, sondern *dass* man isst, und das maßlos, also alles.

Aber spätestens für die Enkelkinder wurde dies befremdlich und irritierend. Es passte und passt nicht mehr in die Zeit. Doch Hunger und gerade wiederholter und andauernder Hunger ist ein Lehrmeister, der jedes Maß beim Essen zerstören kann – über zwei und drei Generationen hinweg. Falls Sie auch unter Problemen mit dem Maß des Essverhaltens leiden, mag der Hinweis auf die Weitergabe der berichteten Erfahrungen über die Generationen hinweg hilfreich sein, sich mit dem Erbe der Kriegsgeneration auseinanderzusetzen. Wenn Sie allerdings eine Essstörung entwickelt haben, reicht dieser Erklärungsansatz nach unseren Erfahrungen nicht aus. Dann werden andere verletzende und kränkende Beziehungserfahrungen hinzugekommen sein.

Wir kennen Berichte von Menschen, in denen das Gesetz: »Aufessen! Alles!«, nicht nur mit stiller Gewalt wie bei Marion Kreutz durchgesetzt wurde, sondern mit deutlicher gewalttätigen Methoden.

Elli Zehrer, eine Enkelin mit Großeltern aus der Kriegsgeneration, erzählt: »Wenn ich nicht aufaß, wurde ich bestraft. Mit allem Möglichen. Oft wurde ich mit dem Essteller, auf dem die Essensreste, die ich nicht mehr hinunterbekam, lagen, in die Toilette gesperrt und so lange eingeschlossen, bis ich aufgegessen hatte. Das war für mich so selbstverständlich und normal, dass ich nicht mal auf die Idee kam, die Essensreste in der Toilette hinunterzuspülen. Wenn ich heute daran denke, kann ich nur noch staunen und den Kopf schütteln.«

Existenzielle Not, aus der solche befremdlichen und verletzenden Gewaltmaßnahmen entstanden sind, deutlich zu machen mag ein Schritt sein, solches Verhalten von Eltern und Großeltern besser zu verstehen. Doch teilen kann und muss man es deswegen noch lange nicht. Selbstverständlich ist es wichtig und sinnvoll, dass mit Lebensmitteln nicht fahrlässig umgegangen wird. Das eigene Maß des Hungers und Sattseins zu respektieren und den persönlichen Vorlieben nachzugehen und den eigenen Geschmack ernst zu nehmen sollte genauso selbstverständlich respektiert werden. Hier ist es sinnvoll, wenn Sie solche Erfahrungen mitgemacht haben sollten, dass Sie einen Schritt beiseitemachen und sich sagen: Das ist der Weg der Eltern oder Großeltern, mein Weg ist ein anderer.

Einen Schritt beiseite zu treten heißt in diesem Fall auch: Schenken Sie sich ein nachsichtiges und verständnisvolles Lächeln, wenn Sie sich dabei ertappen, dass bei Ihnen auch der Satz »Aufessen!« mit am Familientisch sitzt. Dieses Lächeln hilft Ihnen und der nachfolgenden Generation.

Verschwommene Identität

Heiko Rubbelrath war sich eigentlich immer sicher, dass er bei der Geburt vertauscht worden sei. Er fühlte sich seiner Familie nicht wirklich zugehörig, immer hatte er ein Grundgefühl, fremd zu sein, dieses unsichere Gefühl war das einzige Sichere, was er fühlte. Er stellte sich vor, dass seine wirklichen Eltern ganz anders seien, und malte sich Szenen aus, in denen seine wirklichen Eltern ihn in seiner jetzigen Familie zurückgelassen hätten, um als Missionare nach Afrika zu gehen oder um Menschen bei einem Erdbeben zu retten, und dort umgekommen sind, bevor sie ihn zu sich holen konnten. Und Ähnliches mehr.

Solche Fantasien haben viele Kinder, die sich in ihrer Familie nicht wirklich zu Hause fühlen, denen es an Bindung fehlt und an Zugehörigkeit. Vielleicht erwuchs die Anfangspopularität des ersten Harry-Potter-Buches aus dem Entwurf eines ähnlichen Szenarios, in dem Harry Potter in einer ihm fremden Familie lebt und sich vorstellt, dass ihn seine Eltern dort abgegeben haben, um die Welt zu retten, und er nur ausharren muss, bis er abgeholt und aus dem jetzigen Familienzustand erlöst wird. Für Harry Potter wurde dies »Wirklichkeit«, er wurde in die Zauberwelt gebracht, in seine wirkliche Heimat, zu seiner wirklichen Zugehörigkeit. Die meisten Kinder, die ähnlich fühlen, warten vergebens darauf.

Als Erwachsener lebte Heiko Rubbelrath im Großen und Ganzen zufrieden in seiner selbst gewählten Partnerschaft und Familie. Und doch schoss dieses Gefühl der Fremdheit und des Fremdseins immer wieder wie ein Pfeil durch ihn hindurch. Das irritierte ihn und er war traurig darüber und schämte sich. Wer war er denn nun? Der liebende und verlässliche Ehemann und Vater? Oder der Mann, der manchmal gar nicht wusste, was er mit dem Ehemann und Vater gemein hatte? »Manchmal bin ich ganz dusselig im Kopf«, sagte er. Er war sehr irritiert.

Das Grundgefühl, sich fremd zu fühlen und nicht zu wissen, wer man wirklich ist, kann unterschiedliche Ursachen haben und aus verschiedenen Quellen entsprungen sein.

Bei Heiko Rubbelrath spielte eine davon eine entscheidende Rolle: das Verhalten seiner Mutter ihm gegenüber, das ihn immer schon sehr irritiert hatte. »Sie hat mich immer so komisch angeschaut«, erzählt er, »irgendwie so seltsam. Ich kann den Blick gar nicht richtig beschreiben, aber mir kam es immer vor, als würde sie mich prüfend anblicken, ob ich wirklich ihr Kind wäre. Wenn ich sie darauf ansprach und fragte, was denn sei, wich sie immer aus und sagte, dass nichts sei und dass ich mir alles nur einbilde. Doch jetzt habe ich bei einem Umzug Unterlagen gefunden, dass sie einen Test hat machen lassen, um zu überprüfen, ob ich wirklich der Sohn von ihr und meinem Vater bin. Von ihr und meinem Vater! Stellen Sie sich das vor! Ich hab zuerst gar nichts mehr verstanden. Einen Vaterschaftstest, das hätte ich ja nun wirklich nicht toll gefunden, aber das hätte ich verstanden. Aber wieso auch von ihr? Und außerdem hab ich mich gefragt, warum sich ihr prüfender Blick nicht geändert hat, obwohl der Test damals positiv war.

Als ich sie damit konfrontierte, brach sie zusammen und erzählte mir etwas, was mich völlig überrascht hat. Es ging gar nicht um mich, sondern es ging um sie. Sie war sich nie sicher gewesen, ob sie das Kind ihrer Eltern gewesen sei. Ihre Mutter sei bei Kriegsende vergewaltigt worden, und sie hätte nie gewusst, ob sie das Kind ihrer Eltern sei oder nicht. Ob ihr Vater ihr Vater sei und ihre Mutter ihre Mutter – oder nicht. Oder ob sie das Kind der Schwester ihrer Mutter sei, ihrer Tante, von der sie wusste, dass diese kurz nach ihrer Geburt gestorben sei. Vielleicht war sie ein Kind dieser Frau, in einer Vergewaltigung gezeugt und von ihrer Mutter im Kindbett angenommen? Sie hatte nie danach gefragt und es nie erfahren.«

Im Zweiten Weltkrieg wurde wie in allen heutigen Kriegen Vergewaltigung als Rache an den Besiegten und als Waffe im Krieg eingesetzt. Die deutschen Besatzer verfuhren so, vergewaltigten Hunderttausende, wenn nicht Millionen Frauen, vor allem in Osteuropa. In Deutschland, so wird vermutet, sind rund zwei Millionen Frauen bei Kriegsende vergewaltigt worden (Johr 2005). Viele wurden dabei oder danach getötet, manche nahmen sich das Leben, und die, die weiterlebten, mussten mit dem Schrecken der Gewalterfahrung und Erniedrigung leben und oft darüber hinaus mit der Unsicherheit, ob ihr später geborenes Kind in der ehelichen Beziehung oder bei der Gewalttat gezeugt worden war. Oder sie mussten mit der Sicherheit leben, dass das Kind aus einer Gewalterfahrung entstanden war. Über Vergewaltigung zu reden war tabu. Niemand fragte, kaum jemand tröstete, die betroffenen Frauen blieben mit der Verwundung und der Verunsicherung allein. Damals gab es keine Gentests, damals war die daraus entstandene Verunsicherung tief und chronisch.

Diese Verunsicherung wurde an die Kinder weitergegeben. In den Kindern, wie in der Mutter von Heiko Rubbelrath, wurde die Verunsicherung: »Gehöre ich zu meinen Eltern oder nicht?«, so existenziell, dass sie von ihr auch an die nächste Generation weitergegeben wurde. Menschen wie Heiko Rubbelrath erfuhren dann die Verunsicherung ihrer Zugehörigkeitsgefühle, ohne dass sie eine Ahnung hatten, woraus diese entsprangen. Heiko Rubbelrath hatte noch Glück gehabt, dass er die Zusammenhänge seiner Verunsicherung erfuhr, für viele Menschen bleiben solche Zusammenhänge im Dunkeln.

Als Heiko Rubbelrath von der Geschichte seiner Mutter erfuhr, war er erschüttert, im doppelten Sinne: Er war erschüttert über die Geschichte seiner Mutter und erschüttert auch darüber, wie er selbst jahre- und jahrzehntelang mit seiner grundlegenden Verunsicherung gelebt hatte und leben musste. Er warf der Mutter vor, dass sie ihm von dem Elternschaftstest nie erzählt hatte (sie hatte es ihm aus Scham darüber verschwiegen, überhaupt den Test gemacht zu haben, wie sie sagte, sie sei so »völlig durcheinander und daneben« gewesen), und gleichzeitig tat ihm seine Mutter leid, die mit dieser Bürde aufwachsen musste. Von seiner Herkunftsfamilie konnte er die Sicherheit des Zugehörigkeitsgefühls nicht mehr erhalten, also wandte er sich anderen Menschen zu. Die Kraft, die er bislang darauf verwandt hatte, sich mit den Verunsicherungen in seiner Familienzugehörigkeit zu beschäftigen, verwandte er nun darauf, die Verbindungen und Bindungen mit anderen Menschen zu festigen, vor allem mit seiner jetzigen Familie.

Beziehungen im Kriegszustand

Der Vater von Anneke Greus war Holländer, ihre Mutter Deutsche. Die Tochter erzählt: »Mein Vater war ein unglaublich lieber Mensch und meine Mutter für sich genommen auch so. Doch immer, wenn sie beide zusammen waren, begann das Hauen und Stechen, brach der Krieg aus. Das habe ich nie verstanden, das hat mich immer fassungslos gemacht. Auch wütend war ich oft und ganz viel traurig. Zwei so liebe Menschen, die nicht gut miteinander umgehen!? Warum haben die dann überhaupt geheiratet? Ich verstehe das nicht und das hat auch Spuren hinterlassen, das war kein gutes Vorbild für Ehe oder überhaupt für Beziehungen.«

Erst nach dem Tod ihrer Eltern fand Anneke Greus den Grund für das seltsame Eheverhalten ihrer Eltern heraus. Sie fand Dokumente, aus denen hervorging, dass ihr Vater schon einmal verheiratet gewesen war. Das hatte er ihr nie erzählt. Es war in Holland, mit 18 Jahren hatte er geheiratet. Er selbst war dann während der deutschen nationalsozialistischen Besatzung als »Halbjude« eingestuft worden. Um seine Frau vor den Verfolgungen zu retten, ließ er sich scheiden. Seine Liebe war verloren. Solche Trennungen gab es in Europa, auch in Deutschland, während des Nationalsozialismus häufig. Viele ließen sich scheiden auf Druck der Nationalsozialisten oder weil dies ihrer eigenen Karriere förderlich war. Doch es gab auch Menschen, die dies aus Liebe taten, um die geliebte Person zu retten und ihr Leid zu ersparen.

Der Vater von Anneke Greus hatte seine Liebe verloren und die Frau in den Wirren des Krieges später nie mehr wiedergefunden. Sie galt als vermisst, und er wusste nicht, was aus ihr geworden war. Schuldgefühle plagten ihn, ob er nicht doch hätte lieber mit ihr zusammenbleiben sollen, um besser auf sie aufzupassen – er wusste es nicht. Dann versuchte er, einen Schlussstrich unter seine quälenden Selbstzweifel zu ziehen, und heiratete erneut. Seine deutsche Frau war eine Kriegswaise, die alle Angehörigen verloren hatte. Sie suchte vor allem Halt und Sicherheit in ihrem Mann, der doch selbst ein Verlorener war. So stand diese Ehe von Anfang an unter keinem guten Stern. Beide Elternteile waren für sich genommen sehr nett und freundlich, herzlich und den Kindern zugewandt. Doch sie wussten kaum voneinander, und sie liebten sich nicht oder zu wenig, als dass die Gespenster der Vergangenheit die verlorenen Verwandten und die geliebte erste Frau des Mannes in den Hintergrund hätten treten lassen können. Diese Gespenster standen immer zwischen ihnen, was sich in den zahlreichen Auseinandersetzungen und gegenseitigen Vorwürfen zeigte.

»Ich war sehr traurig, als ich das erfuhr«, sagte Anneke Greus, »ich war ärgerlich, dass mein Vater und auch meine Mutter mir das nie gesagt hatten. Vor allem aber war ich traurig.«

Anneke Greus trauerte ihretwegen, aber sie trauerte auch um der Eltern willen, sie trauerte die Traurigkeit, die diese vielleicht nicht oder nicht genug trauern konnten. Trauer ist ein Gefühl des Loslassens, und wenn Sie solchen oder anderen Geschichten der Kriegsgeneration begegnen und traurig werden, dann ist diese Traurigkeit, dieses Trauern hilfreich, denn es unterstützt, davon loszulassen, um sich dem eigenen und einem eigenständigen Leben zuzuwenden.

Ehe ohne Liebe

»Ich habe nie verstanden, warum meine Eltern zusammen waren. Ich verstehe nicht, wie sie sich überhaupt ineinander verlieben konnten«, erzählte Norbert Klasse, »und erst recht verstand und verstehe ich nicht, warum sie zusammengeblieben sind. Da war nichts, da war keine Liebe zwischen ihnen. Nur Verachtung, nur Misstrauen …«

Beide Elternteile von Norbert Klasse sind im Krieg und in der Nachkriegszeit schwer traumatisiert worden. Mehrfach. Wenn die Bewältigung dieses Grauens und Elends keine Unterstützung durch andere Menschen findet, wenn die schwer traumatisierten Menschen damit allein bleiben, dann setzt es sich in den künftigen Beziehungen fort. Oft bemühen sich die Eltern dann darum, es den Kindern und den Enkelkindern möglichst leicht zu machen, indem sie sich und ihre Erlebnisse »kalt stellen« und möglichst wenig von dem weitergeben, was sie an Entsetzen und Schrecken in sich tragen. Doch in der Ehebeziehung lebt sich die beiderseitige Traumatisierung aus. Die Erfahrungen der Gewalt, der Missachtung und der Erniedrigung haben den Selbstwert oft so tief gehend geschädigt, dass sie sich danach in fehlender Selbstwertschätzung äußert. Und diese wiederum schlägt sich in der Verachtung der eigenen Person und des Partners oder der Partnerin nieder. Und im Misstrauen der Welt gegenüber. Es ist nicht mehr möglich, anderen zu vertrauen und Halt zu finden. Das Misstrauen ist zu groß, um sich aneinander anzulehnen, sodass die Liebe keinen gemeinsamen Boden findet und nicht gelebt werden kann.

Wenn Sie als Kind solche Erfahrungen in Ihrer Familie erleben mussten, ist es notwendig, sich sehr bewusst damit auseinanderzusetzen, um diese Ihnen vorgelebte Art von Beziehung nicht zum Vorbild zu nehmen. Haben Sie den Mut, sich abzuwenden und umzudrehen, um eigene Wege des Liebens und Lebens zu entdecken. Das ist nicht leicht, aber es lohnt sich.

Väter, die nicht mehr wegwollen

»Mein Vater war eigentlich in Ordnung«, erzählt Alexa Krone, »aber allzu oft verzog er sich hinter einer Nebelwand von Spott und Bitterkeit und manchmal auch Zynismus. Das hat mich als Kind schon öfter verletzt, aber ansonsten ging es schon. Sicher,

er war nicht sehr herzlich, und ich kam auch nicht besonders gut an ihn heran, aber das war ich ja gewohnt. Nur, was mich wirklich fertiggemacht hat und meine Schwestern und meine Mutter auch, war, dass er mit uns nicht wegwollte. Wir lebten in Kaiserswerth (Namen der Orte geändert), einem kleinen Ort am Rande von Düsseldorf. Schon in die Stadt zu fahren war für ihn ein Aufstand. Da mussten wir ihn überreden, und dennoch blieb er meistens zu Hause. Kleine Ausflüge an den Rhein, das war alles, was ging. Ich habe das nie verstanden. Am schlimmsten war es, wenn wir in Urlaub fahren wollten. Da hat sich meine Mutter in der Planung oft durchgesetzt, und alles war gebucht, aber dann, einige Tage vorher, drehte er richtig durch. Er fing an zu erzählen, dass der Urlaub doch nichts sei und dass es mit der Buchung bestimmt nicht geklappt hätte oder dass unser Hund krank wäre und wir ihn nicht mitnehmen könnten und er deshalb zu Hause bleiben müsste … Er tigerte im Haus herum und machte uns alle verrückt. Er nahm sogar Valium, was er doch sonst ablehnte. Meine Mutter zankte und schrie mit ihm, dass sie ihm wohl egal sei und dass wir Urlaub bräuchten. Doch das änderte nichts. Ihm fiel alles Mögliche ein, manchmal wurde er regelrecht krank.«

Alexa Krone hat ihren Vater nicht verstanden, konnte ihn auch nicht verstehen, weil ihr niemand dabei half, und so ging es vielen anderen Menschen auch. Der Vater war im Alter von 18 Jahren in den Krieg einberufen worden und vier Jahre lang in Europa unterwegs gewesen. In Russland, in Griechenland, in Italien. Immer unter Todesangst. Das führte bei ihm dazu, dass er nicht mehr wegwollte. Der Gedanke, das Haus und die vertraute Umgebung zu verlassen, versetzte ihn in Angst und Schrecken und ließ ihn gefühlsmäßig erstarren.

Für die Kinder war dies unverständlich, auch er selbst hatte als schwer traumatisierter Mensch nicht die Verbindungen zwischen seinem Verhalten und den Kriegserfahrungen ziehen können, seine ebenfalls traumatisierte Frau auch nicht. Für die Kinder war dies eine massive Irritation, die das Verhältnis zu den Eltern und besonders zum Vater massiv beeinträchtigte.

> *»Ich habe das anfangs nicht verstanden. Ich war immer fassungslos, und das wirkte bei mir ewig nach. Immer, wenn ich selbst in Urlaub fahren wollte, alleine oder später dann mit meiner Familie, war ich vorher extrem aufgeregt. Ich dachte immer, es passierte etwas Schlimmes. Jetzt weiß ich, dass diese Aufregung von damals kam, dass ich die von meinem Vater übernommen habe, und seitdem wird es besser. Aber das war schon schlimm.«*

Bei anderen Menschen haben sich die Väter entgegengesetzt verhalten.

Sie irritierten ihre Kinder nicht damit, dass sie nicht mehr von zu Hause wegwollten, sondern damit, dass sie nie zu Hause ankamen. Auch sie waren viel, zu viel unterwegs gewesen, auch sie verbrachten ihre Jugendjahre mit Schrecken und Grauen. Die damit verbundene Ruhelosigkeit blieb in ihnen und sie konnten später nirgendwo mehr »Wurzeln schlagen«. Sie zogen oft von einer Wohnung zur anderen, wechselten Arbeitsstellen, verbrachten wenig Zeit mit der Familie – dauernd unterwegs, nie zu Hause, nie zur Ruhe kommend, das war ihr Leben. Oder sie hatten Gefängnis, Lager oder Kriegsgefangenschaft erlebt und wollten nie mehr »eingesperrt« und »festgehalten« sein. Sie verwechselten Ruhelosigkeit und Gehetztsein mit Freiheit.

Auch dies irritierte ihre Kinder, auch dies hinterließ Spuren. Das elterliche Verhalten, in diesem Fall meist das väterliche Verhalten, auf dem Hintergrund der Kriegserfahrungen und als deren Folge zu verstehen mindert die Fassungslosigkeit und die Irritation. Es wird dadurch deutlich, dass dieses Verhalten nicht gegen die Kinder und die Familie gerichtet war, sondern Ergebnis der traumatischen Erfahrungen. Und doch haben die Kinder dieses Verhalten bzw. seine Folgen gespürt, sie haben es »abbekommen« und darunter gelitten und das nicht zu wenig. Das Verständnis macht das Leiden nicht ungeschehen und kann doch Erleichterung verschaffen.

Kein Maß

Als Emma John die Wohnung ihrer verstorbenen Mutter ausräumte, war sie äußerst überrascht. Unter der Bettwäsche fand sie ein Sparbuch mit einem Guthaben über 80.000,- Euro. Sie hatte ihre Mutter immer für arm gehalten. Nun durchsuchte sie sorgfältiger die Wohnung und wurde fündig. In der WC-Spülung fand sich ein Plastikbeutel mit Goldmünzen, unter der Kommode ein dickes Paket mit Tafelpapieren, also mit Aktien, Pfandbriefen und Anleihen, die nicht elektronisch bei der Bank lagerten, sondern zu Hause »ganz altmodisch« auf Papier aufbewahrt worden waren. Emma John war überrascht und gleichzeitig entsetzt. Natürlich freute sie sich, dass sie bedeutende Mittel erben konnte, doch gleichzeitig wurde sie unsagbar traurig, vor allem nachdem ihre Fassungslosigkeit gewichen war. Sie war immer sicher, dass ihre Eltern arm waren, und auch in ihrer Kindheit war sie in Armut aufgewachsen. Sie musste die Kleidungsstücke ihrer Geschwister auftragen, es gab immer nur die billigste Margarine, Marmelade oder Wurst gab es nur dünn portioniert auf Brot, eingekauft wurden preiswerte Sonderangebote, Urlaub gab es nicht. Sie konnte sich das Verhalten ihrer Eltern nicht erklären, sie fühlte sich nach der Entdeckung des Vermögens betrogen und belogen.

Solche Geschichten hören wir häufig. Viele Menschen der älteren Generation, die den Krieg erlebt haben, haben dort so viele Verluste erlebt, dass sie dem ihr Leben lang vorbeugen wollen. Deswegen sparen sie und legen geheime Verstecke an. Viele verheimlichen, dass sie über finanzielle Mittel verfügen, oft auch vor den eigenen Kindern: »Was andere nicht wissen, weckt kein Begehren.« Sie haben das Vertrauen verloren in ihre Umgebung, auch in Banken, sind misstrauisch allem und jedem gegenüber. Sie befürchten, dass ihnen etwas gestohlen oder weggenommen wird, dass sie »wieder alles verlieren«. Also wird eine Aura der Armut aufrechterhalten, die für die Kinder selbstverständlich ist. Wenn dann, meist erst nach dem Tod der Angehörigen der Eltern- und Großelterngeneration, deutlich wird, dass diese Armut nur ein Schein war, ist die Fassungslosigkeit groß. Zu Recht!

Doch dieses Verhalten beinhaltet noch einen weiteren Aspekt, den es zu beachten gilt: Viele Angehörige dieser Generation haben ihr Maß verloren. Das Maß hinsichtlich Reichtum und Armut, aber auch das Maß bei anderen Dingen. Manche trinken maßlos, andere sind maßlos ordentlich und enthaltsam. In diesem Fall haben die Eltern von Emma John maßlos gespart und in maßloser Armut gelebt. Es gibt auch das Gegenteil: maßlose Verschwendungssucht. Dann heißt es oft, dass die Menschen »ihr Geld nicht zusammenhalten« können.

Doch die Gemeinsamkeit beider Verhaltenspole liegt in der Maßlosigkeit. Wenn Menschen massive traumatische Erfahrungen erleben mussten, dann erschüttert sie das oft bis in ihren Kern, bis in ihre Grundfesten. Um unser Maß zu spüren, brauchen wir Menschen diesen Kern. Sie, liebe Leserin, lieber Leser, werden ihn von sich und anderen kennen, diesen Kern, diesen inneren Ort. Sie finden ihn nicht in Anatomie-Lehrbüchern oder auf dem Röntgenbild, aber Sie fühlen ihn in sich, wenn Sie ihm Aufmerksamkeit schenken. Von diesem Kern aus können Sie entscheiden, was gut ist und was schlecht und was Ihr Maß ist! Und wenn Sie oft verunsichert sein sollten, was Sie für richtig und was für falsch halten, dann mag das mit dem verunsicherten und verletzten Kern Ihrer Eltern und Großeltern zu tun haben.

Durch traumatische Erfahrungen im Krieg kann dieses Maß verloren gehen und äußert sich dann z. B. in scheinbar maßloser Armut. Wer dieses Paket von seinen Eltern und Großeltern mitbekommen hat, sollte versuchen, das eigene Maß zu finden. Das ist oft nicht leicht und bedarf der Unterstützung anderer Menschen.

KAPITEL 3

Verstehen ist nicht verzeihen: das große UND

Wenn wir die Beispiele und die daran anknüpfenden Überlegungen zu den Aspekten »Wie Sie sich besser verstehen« und »Wie Sie das Irritierende an Ihren Eltern und Großeltern verstehen« zusammenfassen, dann ergeben sich zehn grundlegende Einsichten und zehn Schlussfolgerungen daraus:

1. Das Verhalten der Angehörigen der älteren Generation zu verstehen bedeutet, den Hintergrund zu erkennen und die subjektive Sinnhaftigkeit anzuerkennen, die verstörenden und irritierenden Äußerungen und Verhaltensweisen zugrunde liegen. Von außen gesehen macht es keinen Sinn, Lebensmittel in unseren Zeiten des Überflusses zu horten. Im Erleben einer traumatisierten Frau, die der Hunger existenziell bedroht hat, ist dies sinnvoll. Dieser Sinn ist nicht objektiv zu fassen, sondern nur subjektiv aus dem biografisch geprägten Erleben, aus den Lebenserfahrungen des einzelnen Menschen heraus zu verstehen. Dagegen objektiv zu argumentieren bringt nichts, denn die Angst, dass sich der Hunger wiederholt, ist stärker als jedes Argument. Notwendig ist es, die Gefühle wahrzunehmen, ihren Sinn zu erkennen und auf sie einzugehen.

2. Wenn die Mutter einer jungen Frau bei jedem Grollen eines Gewitterdonners so zusammenschreckt, dass die Tochter das kaum aushält, dann klingt dieser Donner für die Mutter

wie das Donnern von Fliegerbomben oder wie Artilleriebeschuss. Egal ob vor 60 Jahren oder heute. Die Mutter erinnert sich nicht an die Kriegssituation, sondern sie erlebt sie *jetzt*. Traumatische Erfahrungen bleiben nachhaltig lebendig. Es sind keine Erinnerungen, sie werden nicht der Vergangenheit zugeordnet, sondern sie wirken so, als würden sie jetzt geschehen. Auch dagegen helfen kaum Argumente, die innere Not ist stärker. Dies zu wissen und zu akzeptieren erleichtert den Umgang damit. Die Mutter braucht, dass die Tochter zu ihr geht und sagt: Ich passe auf dich auf, ich bin bei dir, du bist nicht allein. Dies kann eher helfen und unterstützen als jedes Argument, dass es sich ja nur um ein Donnergewitter und nichts Schlimmeres handelte.

3. Viele Beispiele und viele weitere Erfahrungen zeigen, dass die nächsten Generationen bei ihren Eltern und Großeltern oft Verhaltensweisen begegnen, die einen Bedeutungsüberhang beinhalten. Damit ist gemeint, dass z. B. die Angst vor dem Gewittergrollen durchaus eine nachvollziehbare Bedeutung haben kann. Immerhin kann ein Blitz einschlagen, Ängstlichkeit und Vorsicht sind unter diesen Umständen berechtigt. Doch wenn aus dieser Angst panischer Schrecken wird, dann gewinnt sie eine Bedeutung, die deutlich über den Anlass hinausgeht. Solche Bedeutungsüberhänge können ein Zeichen dafür sein, dass traumatische Erfahrungen nachwirken und in den Angehörigen der Eltern- und Großelterngeneration lebendig sind.

4. Viele Angehörige der jüngeren Generation, vor allem Kinder, glauben, dass sie selbst Schuld haben, dass ihre Eltern sich seltsam oder verstörend verhalten. Sie suchen danach, was sie getan haben könnten, um dieses Verhalten hervorzurufen. Dieses Verantwortungsgefühl bzw. Schuldgefühl ist ihnen grundsätzlich eigen. Sie fragen sich, ob sie selbst die Ursachen von Ängstlichkeit, Aggressivität oder anderem sind.

Diese Suche muss ergebnislos bleiben, weil selbstverständlich nicht die Kinder, egal welchen Alters, die Traumafolgen hervorgerufen haben, sondern die traumatischen Ereignisse. Dagegen hilft, zu verstehen und auch zu sagen: Das Trauma ist verantwortlich, nicht ich, wenn ich das Kind bin.

5. Dies zu wissen hilft. Und doch haben die Verhaltensweisen, die im Trauma begründet sind, große Auswirkungen auf die Beziehungen zwischen den Generationen. Wenn ein Sohn oder eine Tochter beim Vater oder der Mutter immer wieder ins Leere geht, verletzt ihn und sie das. Zu verstehen, worin es begründet ist, dass der Vater oder die Mutter ihr Kind nicht anschauen, umarmen, ernst nehmen oder auf eine andere Art und Weise in lebendiger Beziehung mit ihm leben kann, kann die Verletzung abmindern, doch sie bleibt. Wir sagen: Zeigen Sie diese Auswirkungen auf die Beziehung! Zeigen Sie Ihre Verletzung! Wenn Sie Ihre eigene Verletzung und Verletzlichkeit verbergen, wird sich nie etwas ändern. Vielleicht kann der Vater, die Mutter, vielleicht können die Großeltern ihr Verhalten nicht ändern, aber sie können zumindest sagen, dass es ihnen leidtut und sich vielleicht um eine Veränderung bemühen. Zumindest birgt es für Sie eine Chance, nicht weiter ins Leere zu gehen, sondern in Ihrer Verletzlichkeit und Verletzung ernst genommen zu werden.

   Wenn dies nicht gelingt, wenn Sie auch damit, dass Sie Ihre Verletzung zeigen, nicht wahrgenommen und ernst genommen werden, dann suchen Sie andere Menschen, denen Sie im lebendigen Kontakt begegnen können. Setzen Sie dem Trauma in Ihrer Familie und in Ihren anderen Beziehungen Ihre *eigenen Erfahrungen*, Ihre *eigene Lebendigkeit* entgegen.

6. Viele Menschen, die unter irritierendem Verhalten kriegstraumatisierter Eltern oder Großeltern leiden, kämpfen jahrelang darum, sich davon »unabhängig« zu machen. »Ich will, dass

mir das nichts mehr ausmacht. Ich kann doch nichts daran ändern.« Dieser Kampf ist auch ein Kampf um die eigene Würde, ist ein Bestreben, sich »nicht unterkriegen« zu lassen – und das ist gut so. Und gleichzeitig kostet dieser Kampf viel Kraft und gelingt nie vollständig. Einige Verletzungen bleiben schmerzlich oder werden immer wieder zugefügt. Das mögliche Verständnis für die Eltern oder Großeltern braucht als not-wendige und not-wendende Ergänzung ein Verständnis für Sie selbst.

7. Verstehen Sie uns bitte richtig: Eltern und Großeltern in ihrem traumabedingten Verhalten zu verstehen ist nicht mit der Aufforderung gleichzusetzen, ihnen zu verzeihen. Verstehen ist nicht verzeihen. Wenn Sie unserem Plädoyer für ein Verständnis der älteren Generation folgen, dann kann (wir betonen: *kann*) das eine Grundlage dafür werden, dass Sie ihr Verhalten Ihnen gegenüber, wenn es verletzend war, verzeihen. Doch dies ist keine zwangsläufige Schlussfolgerung. Es gibt Verhalten, das nicht verzeihbar ist und das Sie nicht verzeihen können, und es ist Ihr gutes Recht, diese Haltung zu leben: Ich verstehe die Quelle deiner Not UND ich verzeihe dir die Verletzungen nicht!

8. Viele Menschen wurden schon als kleine Kinder fast totgeprügelt, weil sie gelogen haben – ein Verhalten, das bei vielen Angehörigen der Kriegsgeneration strengste Strafen nach sich gezogen hat. Wenn Sie zu diesen Menschen gehören: Wir halten es für unverzeihlich und unerheblich, ob das Verhalten Ihrer Eltern oder Großeltern traumabedingt ist oder nationalsozialistischem Gedankengut und Erziehungsidealen entspringt. Angehörige der Kriegsgeneration, auch wenn sie selbst noch Kriegskinder gewesen sind und selbst schrecklich gelitten haben mögen, haben dennoch Schuld auf sich geladen: Sie, die sich um ihr Leben, ihre Jugend, ihre Werte belogen und betrogen gefühlt oder aktiv an diesem Betrug mitgewirkt haben, haben sich nicht mit ihrer Schuld oder

der der Täter/innen auseinandergesetzt, sondern sie ihren Kindern ein- und ausgeprügelt. Wir finden das unverzeihlich. Ob und was Sie verzeihen können oder nicht, ist ganz allein Ihren persönlichen Maßstäben, Ihrem subjektiven Leiden und Ihren Wegen daraus verpflichtet. Wir möchten lediglich betonen: Sie können die Zusammenhänge verstehen UND Mitgefühl mit Ihren Eltern haben UND müssen ihnen dennoch nicht verzeihen, damit Ihr Mitgefühl mit sich selbst UND mit der Ihnen nachfolgenden Generation einen Bruch mit der Verrohung möglich macht.

9. Und: Verzeihen ist nicht die Grundvoraussetzung dafür, mit der Kriegsgeneration, mit Eltern und Großeltern, die Sie verletzt haben, in Frieden zu leben. Ihr Erleben und Verhalten kann und darf vielfältig sein und viele UND enthalten. Zum Beispiel: Ich verstehe die Quelle deiner Not UND ich verzeihe dir die Verletzungen nicht. Ich gebe diesen Verletzungen und den Vorwürfen dir gegenüber einen Platz in meinem Herzen, wo sie »überwintern« dürfen, UND ich mache den Weg frei für die guten, die liebevollen Erinnerungen und Gefühle. Ich kann das, was war, nicht einfach vergessen UND ich will jetzt und hier neu beginnen und schauen, welche Herzensverbindungen möglich sind. Suchen und finden Sie Ihren eigenen Weg! Mit vielen UND!

10. Ob Sie mit den Angehörigen der Kriegsgeneration Frieden schließen können, wissen wir nicht. Das Verständnis für die vielen Irritationen und das Verständnis für Sie selbst mögen zumindest ein erster Schritt sein. Vielleicht gelingt nicht gleich der Friedensschluss, möglicherweise steht als Erstes ein Waffenstillstand an, aus dem sich Weiteres ergeben kann. Fast immer haben wir die Erfahrung gemacht, dass das Verstehen der Folgen der Traumatisierungen ein Schritt auf dem Weg zum inneren Frieden ist. Und den wünschen wir Ihnen voller Zuversicht. Welche weiteren Schritte dem folgen können und sollten, beschreiben wir für Sie in den nächsten Kapiteln.

KAPITEL 4

Wie Sie Erklärungen finden

Um unsere Lebensumwelt und das Verhalten anderer Menschen und uns selbst zu verstehen, brauchen wir Erklärungen und Wissen. Wie kompliziert diese so einfach anmutende Feststellung ist, wenn wir auf das Schweigen zwischen den Generationen und ihre Beziehung schauen, möchten wir mit zwei uns in ihrer Wahrhaftigkeit und Ambivalenz berührenden Fundstücken beleuchten.

Unter der Überschrift »Die andere Geschichte« mit dem Untertitel »Hugo Egon Balder ist Entertainer. Worüber zu Hause wenig gesprochen wurde: Er ist auch das Kind einer KZ-Überlebenden. Eine Begegnung« schreibt Hans Hoff in der Süddeutschen Zeitung vom 27.1.15 (S. 27):

> *»Den größten Schock erlitt er, als er 1997 nach dem Tod seiner Mutter ihren Nachlass ordnete. Da fand er ihren gelben Stern und fragte sich, warum sie den all die Jahre aufgehoben hatte, wo er doch für das Leid stand, das sie erlitten hatte. Die Antwort auf diese Frage hat er bis heute nicht gefunden.*
>
> *Die Mutter hat den Sohn von ihrem Leid ferngehalten, hat zugesehen, dass er lernt, sich durchzuschlagen, unbelastet vom Schicksal seiner Familie. ›Ich hatte eine unbeschwerte Jugend‹, urteilt Balder inzwischen, da er selbst in Theresienstadt war und dort von seinen Erkenntnissen überwältigt wurde. ›Es hat mich erschlagen. Ich habe erst mal eine halbe Stunde nicht geredet.‹*
>
> *… ›Ich habe mir die Frage gestellt, wie ich wohl wäre, wenn*

ich das alles gewusst hätte‹, sinniert er. Wäre er ein anderer? ›Ich glaube ja‹, sagt er. Bis zu ihrem Tod hatte seine Mutter immer Angst, dass all das, was geschehen war, noch einmal geschehen könnte. Doch darüber geredet wurde nicht. ›Ich würde heute auch nicht mit ihr reden, um sie nicht in die Bredouille zu bringen. Aber ich würde anders mit ihr umgehen‹, sagt Balder ernst.«

In der Fernsehsendung »Kulturzeit« vom 27.1.15 (SAT 3) antwortet die 94-jährige Holocaust-Überlebende Trude Simonsohn, die ein Buch veröffentlicht hat mit dem Titel: »Noch ein Glück. Erinnerungen« und vielen vor allem jungen Menschen von den schrecklichen Geschehnissen um der Zukunft willen erzählt hat, auf die Frage der Interviewerin Tina Mendelsohn, wie man seinen Kindern davon erzählt:

»Ich hab einen Sohn, ich hab nix erzählt, weil er mich nicht gefragt hat.«

Die Interviewerin: »Und er hat nicht gefragt, weil er gedacht hat, es sei zu schmerzhaft!?«

Frau Simonsohn: »Ja. Jetzt langsam hat er schon, wenn ich irgendwo ausgezeichnet wurde, mein ganzes Schicksal erfahren. Das hat ihn furchtbar mitgenommen.«

»Haben Sie untereinander darüber gesprochen?«, fragt die Interviewerin und meint damit sie und ihren Mann, den sie im Konzentrationslager kennen- und lieben gelernt und heimlich geheiratet hat. Frau Simonsohn antwortet: »Ich verdanke überhaupt alles meinem Mann, der gesagt hat: ›Wir müssen sofort darüber sprechen, sonst werden wir es nie schaffen‹ – und so haben wir es auch gemacht. Das verdanke ich aber nur ihm.«

Sollten Sie aus der Beschäftigung mit dem bisher Gelesenen die Schlussfolgerung gezogen haben, dass Sie mehr von Ihren Eltern bzw. Großeltern der Kriegsgeneration wissen wollen, dann möchten wir Ihnen im Folgenden Hinweise geben, wie Sie das erreichen können. Dabei werden die meisten derjenigen, die als Erwachsene den Krieg miterlebt haben, nicht mehr leben. Deswegen gehen wir auch darauf ein, was Sie dann tun können.

Wie geht fragen?

Wer etwas wissen möchte, muss fragen. Das klingt ganz einfach. Doch Fragen will gelernt sein. Viele Menschen sind nicht gewohnt, wirklich gefragt zu werden. Sie kennen meist Fragen, in denen Vorwürfe, Vermutungen oder Angriffe versteckt sind. Sie sind daher ungeübt zu fragen oder machen dabei Fehler. Das gilt umso mehr, wenn untereinander in Familien wenig gesprochen wird oder wenn viel Unausgesprochenes in der Luft liegt. Betrachten wir ein Beispiel:

Peter Lutz möchte seinen Vater fragen, wie er den Krieg erlebt hat. Der Vater ist schon hochbetagt, geistig aber noch sehr rege. Doch er redet nicht oder, besser gesagt, kaum. Das war schon immer so, zumindest solange Peter Lutz seinen Vater kennt. Peter Lutz besucht seinen Vater und überlegt, wie er es anfangen kann, seinen Vater zu fragen. So richtig weiß er es nicht, er hat damit kaum Erfahrungen. Schließlich, sie haben zusammen gegessen, räumt der Vater das Geschirr und die Essensreste weg. Da fragt Peter Lutz: »Erzähl doch mal, wie es so im Krieg war …«

Der Vater tut so, als hätte er seinen Sohn nicht gehört. Das Geschirr scheint ihm wichtiger zu sein als die Frage. Er räumt weiter den Tisch ab und das Geschirr in die Spülmaschine. Peter Lutz ist ein wenig gekränkt, so überhört zu werden, aber das kennt er ja zur Genüge. Doch diesmal will er nicht aufgeben und fragt weiter: »Komm, erzähl doch mal, wie es im Krieg so war. Du hast da noch gar nichts drüber erzählt.«

Der Vater verteidigt sich sofort: »Du hast ja nie gefragt. Und da gibt es auch nichts zu erzählen.«

Peter Lutz fasst noch einmal nach und sagt: »Nie erzählst du was, das kann doch nicht gut sein!«

Der Vater: »Was für mich gut ist, weiß ich schon selber. Was du immer hast!«

In diesem Beispiel fragt ein Sohn seinen Vater, der den Krieg erlebt hat. Doch die Hinweise, die wir hier zur Art und Weise des Fragens geben, gelten auch, wenn Sie als Enkel Ihre Großeltern fragen oder Ihre Eltern befragen wollen, was die Großeltern Ihnen vom Krieg erzählt haben, oder für andere Situationen, in denen Sie neugierig sind.

Peter Lutz hätte einiges besser machen können. Schauen wir uns das einmal genauer an. Wenn Sie einen Menschen etwas Wichtiges fragen wollen, dann wird es in den meisten Fällen günstig sein, das nicht zwischen »Tür und Angel« zu machen, sondern dafür einen besonderen Ort und einen besonderen Zeitpunkt zu wählen. Hier wäre es gut, dem Vater z. B. zu sagen:

»Komm Vater, lass uns doch noch mal ein bisschen hinsetzen. Ich möchte gern mit dir etwas besprechen.«

Daran, dass Sie eine besondere Gelegenheit schaffen, für einen besonderen Rahmen sorgen, wird Ihrem Gegenüber schon deutlich, dass Ihnen etwas wichtig ist und dass Sie es ernst meinen.

Hilfreich, um einen Redefluss in Gang zu setzen, kann auch ein gemeinsamer Spaziergang sein. *»Ich würde gern nach dem Essen einen Spaziergang machen. Komm doch mit.«* Dabei kann dann die eine oder andere Frage gestellt werden. Wenn Menschen sich gemeinsam bewegen, auf welche Art auch immer, fallen vielen Gespräche leichter, als wenn sie sich in einer starren, altbekannten und oft auch im übertragenen Sinn »festgefahrenen« Sitzposition gegenübersitzen.

Außerdem ist es sinnvoll, dass die Frage nicht so abrupt gestellt wird, sondern ein wenig eingeleitet wird. Die beste Einleitung besteht darin, das eigene Interesse zu äußern, das persönliche Interesse, warum man die Frage stellt und an einer Antwort interessiert ist. Das hätte z. B. lauten können: *»Vater, weißt du, ich habe letztens einen Film über die Kriegszeit gesehen, und das hat mich schon sehr interessiert. Das war bestimmt eine schlimme Zeit, die für euch alle nicht so einfach war. Ich habe gemerkt, dass ich* *gerne ein bisschen mehr darüber erfahren möchte. Wenn du magst, erzähl mir doch ein bisschen, wie das damals für dich war.«*

So die Frage einzuleiten würde beim Vater ganz anders ankommen als plötzliche Fragen wie: »*Wie war es im Krieg?*« Oder: »*Was hast du im Krieg getan?*«

Sie müssen davon ausgehen, dass viele Menschen in der Kriegs- und Nachkriegszeit Schlimmes durchgemacht haben und gute Gründe haben, darüber nicht erzählen zu wollen oder zu können. Ein Grund kann darin bestehen, dass sie diese Zeit zu sehr aufgewühlt hat und dass sie sie verdrängt haben, ein anderer auch, dass es Scham- und Schuldgefühle gibt. Wenn dann zu fordernd nachgefragt wird oder die Frage generell in einem sehr fordernden Ton gestellt wird, dann geraten sie schnell in eine Verteidigungsstellung, blocken ab und ziehen das Visier hoch. Deswegen kann es hilfreich sein, möglichst *von sich* zu reden, vom eigenen Interesse oder der eigenen persönlichen Betroffenheit, aus der heraus eine Frage formuliert wird.

Generell ist es gut, möglichst offen zu fragen, also keine geschlossenen Fragen zu stellen. Geschlossene Fragen sind Fragen, die nur mit Ja oder Nein beantwortet werden können. Die Frage von Peter Lutz war offen formuliert, das war gut und richtig. Hätte er gefragt: »*Warst du im Krieg Soldat?*«, hätte die Antwort nur Ja oder Nein lauten können. Wenn Menschen sehr zögerlich auf Fragen antworten, kann es eine Ausnahme geben, in der geschlossene Fragen hilfreich sind. Man könnte drei, vier Fragen stellen, die geschlossen sind, in der Hoffnung, dass die gefragte Person jeweils mit Ja oder Nein antwortet, um diese Person überhaupt zum Reden zu bringen und überhaupt erste Antworten zu hören. In unserem Beispiel könnten die geschlossenen Fragen am Anfang so lauten:

- »*Vater, hast du zufällig die Sendung XY (den Film, die Talkshow …) im Fernsehen gesehen?*«
- »*Fandest du richtig, was der YZ gesagt hat?*«

Dann aber, spätestens nach einiger Zeit muss eine offene Frage folgen, um der befragten Person Gelegenheit zu geben, offen zu erzählen.

Sehr schlecht und zur Erfolglosigkeit programmiert sind Fragen, die keine sind, sondern schon etwas unterstellen. Solche Fragen sind z. B.:

- *»Erzähl doch mal von der Zeit, als du so viele Menschen erschossen hast im Krieg!«*
- *»Du warst doch bestimmt auch begeistert von der Hitlerjugend. Wie war das denn so?«*
- *»Ihr habt es doch auf dem Land gut gehabt und von den Bomben nichts mitbekommen. Erzähl doch mal ...«*

Solche und ähnliche Fragen beinhalten Unterstellungen, die zu Verletzungen führen, und sind nicht offen. Sie zielen vom Kern her auf die Bestätigung vorgefasster Meinungen und nicht auf Antworten. Wenn Sie Angehörigen der Kriegsgeneration Vorwürfe machen wollen, dann machen Sie Vorwürfe! Nur sind das dann keine Fragen. Erheben Sie Vorwürfe direkt, und verpacken Sie sie nicht in scheinbare Fragen. Das ist für alle Beteiligten leichter, auch für Sie.

Was tun, wenn die Gefragten schweigen?

Viele Menschen der Kriegs- und Nachkriegsgeneration schweigen, und es gibt etliche unter ihnen, deren Schweigen nicht aufgeweicht werden kann. Aus welchen Gründen auch immer ist es für sie offenbar einfacher, ihre Erfahrungen mit dem Schleier des Schweigens zu umhüllen, als sich den Fragen der Kinder und Enkel zu stellen. Schuldgefühle spielen dort eine Rolle, Schamgefühle, aber auch die Angst, dass der Schrecken der traumatischen Erfahrungen wieder lebendig wird. Sie haben die Erfahrung nicht gemacht, dass reden tröstet, dass auch der Schrecken schwindet, wenn er mit anderen geteilt wird und auf Verständnis stößt. Deswegen bleiben ihre Mauern hochgezogen.

Doch bei vielen kann es sich lohnen, als Angehörige der nächsten oder übernächsten Generation beharrlich zu bleiben und getragen vom eigenen Interesse zu fragen. Dazu gehört auch, dass die Kinder und Enkel den Schutzbedürfnissen der Eltern und Großeltern gegenüber Respekt erweisen. Dieser klingt in folgenden Worten an:

»Ich weiß ja, dass du in den schweren Zeiten viel Schweres mitgemacht hast. Bestimmt ist es nicht leicht, darüber zu erzählen. Doch wenn du magst, dann erzähl mir etwas. Ich habe Interesse und höre gerne zu.«

Oder auch: *»Ich bin traurig darüber, dass du so viel Schweres hast mitmachen müssen. Wenn ich mir vorstelle, dass das mein Leben gewesen wäre ...! Bitte erzähle mir davon!«*

Viele Menschen waren mit den schrecklichen Erlebnissen der Kriegs- und Nachkriegszeit allein. Dieses Alleinsein hat sich in ihnen so festgesetzt, dass sie sich gar nicht vorstellen können, in der Zeit danach von anderen Menschen Trost oder Unterstützung zu erfahren. Auch das Wissen darum könnten Sie vielleicht als Kinder oder Enkel aufgreifen, zum Beispiel so:

»Ich weiß, dass ihr damals in den Kriegszeiten ganz allein wart und dass ihr über eure Angst und das, was euch bedrückt hat, nicht reden konntet. Da war ja jeder mit sich beschäftigt und allzu laut zu klagen war ja sogar verboten. Damals wart ihr allein oder warst du damit allein. Ich vermute das, genau weiß ich es nicht. Aber was ich weiß, ist, dass du jetzt nicht allein bist, dass ich jetzt bei dir bin und gerne mit dir etwas teilen möchte, was damals war.«

Und ergänzen könnten Sie vielleicht noch: *»Tu es auch mir zuliebe. Dann muss ich auch nicht mit meinen Fantasien und Vermutungen über die schreckliche Zeit allein bleiben.«*

Solche Sätze sind keine Forderungen, sondern Einladungen. Und Einladungen werden oft nicht sofort angenommen, aber manchmal beim zweiten, dritten, vierten Mal. Es lohnt sich, damit beharrlich zu sein. Die Chancen stehen gut.

Wir erleben oft, dass Menschen, die ihr Leben lang nicht über den traumatischen Schrecken erzählen konnten, im hohen Alter weicher werden. Vielleicht weil durch eine Erkrankung oder das hohe Lebensalter die Kraft nachlässt, den Schrecken zu verdrängen und einzusperren. Vielleicht, weil sie spüren, dass sich ihr Leben allmählich dem Ende zuneigt und sie vorher noch das eine oder andere »loswerden« möchten. Wir empfehlen deshalb den Kindern und Enkeln, beharrlich zu bleiben und immer wieder, bei allem Respekt vor dem Schweigen, das Angebot zu machen, zuzuhören. Hilfreich und Ihnen von Nutzen mag dabei der besondere Hinweis sein, dass sich viele Menschen daran erinnern, was sie an besonderen historischen Tagen getan haben. Ist Ihnen zum Beispiel in besonderer Erinnerung geblieben, was Sie am Tag der Maueröffnung oder am Tag von Kennedys Ermordung oder des Attentats am 11. September getan und wie Sie darauf reagiert haben? Vielleicht sind es andere Ereignisse, an die Sie sich erinnern – wie dem auch sei: Für Angehörige der Kriegsgeneration wird eine Frage mit hoher Wahrscheinlichkeit eine Bedeutung in der Erinnerung haben: »*Was hast du an dem Tag des Kriegsendes gemacht? Weißt du das noch?*«

Eine solche konkrete Frage wird nach unseren Erfahrungen oft plötzlich und wider Erwarten beantwortet, zum Beispiel:

Ein Sohn wusste von seiner Mutter, dass das Dorf, in dem sie lebte, am 16. Februar 1945 von der britischen Armee eingenommen worden war. Er fragte sie: »Was habt ihr am 16. Februar 1945 gemacht, als die Engländer kamen?« Und die Mutter, die sonst nie etwas erzählt hatte, antwortete: »Oh, da waren wir alle im Kohlenkeller über 30 Stunden lang und haben uns da sogar hingelegt, weil über uns geschossen wurde und geschossen wurde und geschossen wurde.«

Ein weiterer Hinweis, was helfen könnte, ein Schweigen aufzuweichen, wird bei dieser Geschichte deutlich:

Stefan Kleinköln war sich ziemlich sicher, dass sein Vater als junger Mann mitbekommen hatte, wie in der nahen Umgebung russische Kriegsgefangene grausam behandelt und wahrscheinlich sogar umgebracht wurden. Wie oft hatte er gefragt, aber nie eine Antwort bekommen. Nun war er es leid, zu warten. Er war schon immer bestrebt, einen Beitrag zu leisten, das von den Nationalsozialisten begangene Unrecht zu sühnen. »Ich weiß«, sagte er, »dass ich das Unrecht nicht wieder ungeschehen machen kann, aber ich will irgendetwas tun.« Er übernahm die Patenschaft für einen Gedenkstein für die Opfer des Nationalsozialismus in der näheren Umgebung seines Heimatortes. Er säuberte diesen Gedenkstein und führte gelegentlich Besucher/innen dorthin, manchmal auch Schulklassen, und erzählte ihnen den Anlass des Gedenkens.

Und er erzählte seinem Vater davon. Immer wieder. Der Vater hörte interessiert zu, anfangs kommentarlos. Dann traten ihm gelegentlich Tränen in die Augen und er nickte anerkennend. Schließlich begann er zu erzählen …

Handeln kann helfen.

Häufig beobachten wir auch, dass Angehörige der Kriegsgeneration ihren Kindern nichts von ihren Erfahrungen erzählen konnten oder können, wohl aber den Enkeln. Vielleicht weil die zeitliche Distanz größer ist, vielleicht weil sie ihren Kindern das Erlebte nicht zumuten wollten. Wir wissen es nicht.

Was tun, wenn die Gefragten nicht aufhören, vom Krieg zu erzählen?

Das Schweigen über die Schrecken des Krieges und der Nachkriegszeit war und ist am verbreitesten, doch auch das Gegenteil gibt es, dass nämlich manche Menschen ununterbrochen darüber erzählen. Hier sind zwei unterschiedliche Qualitäten des Erzählens zu unterscheiden.

Ein Beispiel für die erste:

> *Veronika Bepperen berichtet: »Ich bin zwar erst Mitte der Sechziger geboren, doch mir ist es so, als wäre ich im Krieg aufgewachsen. Meine Eltern haben beide gearbeitet und ich war viel bei meinen Großeltern. Und mein Großvater hat ständig vom Krieg erzählt, oft sogar noch unterstützt von der Großmutter, in allen Details, alle möglichen Gräuelgeschichten. Das war viel zu viel. Ich war viel zu klein, viel zu jung dafür. Ich konnte das gar nicht verkraften. Ich bin richtig dadurch traumatisiert worden, so würde ich es jetzt bezeichnen, ich bin vollkommen überschüttet worden. Ich habe am Anfang meine Großeltern geliebt, ich glaube, wie es jedes Kind macht, doch irgendwann wollte ich gar nicht mehr zu ihnen. Ich habe mir die Ohren zugehalten, ich habe mich versteckt, ich wollte gar nicht mehr zu ihnen hin. Doch das hat alles nicht geholfen. Meine Eltern haben das nicht verstanden oder wollten das nicht verstehen, sie haben mich in jedem Fall nicht beschützt. Ich bin dann als junge Frau ganz haltlos geworden und dann sogar depressiv. Und ich habe erst durch eine Therapie gemerkt, was da mit mir passiert ist und wie ich mich davon lösen konnte.«*

Eine Folge traumatischer Erfahrung kann darin bestehen, dass Menschen in dem Traumaerleben gleichsam stecken bleiben, sich aus ihm nicht mehr lösen können. Der traumatische Schrecken erfüllt diese Menschen und wiederholt sich in ihnen wie in einer Endlosschleife.

Bei vielen geschieht dies nur im Innern, in ihren inneren Bildern, in ihren Selbstgesprächen. Eine Frau sagte einmal: »Es ist, als ob ich in mir immer wieder den gleichen Film sehe.« Andere können diesen Film nicht für sich und in sich behalten, sondern müssen ihn, wie unter einem Zwang, anderen zeigen und mitteilen. Sie spulen immer wieder die gleichen Geschichten ab und überschütten andere Menschen damit. Dabei sind sie maßlos und bekommen gar nicht mit, was sie damit bei anderen anrichten.

Erwachsene mögen dabei die Chance haben, sich zu wehren, diese traumatisierten Menschen zu stoppen und »Nein« zu sagen zu den sich wiederholenden Gräuelgeschichten. Kinder haben diese Chance nicht, sie sind wehrlose Opfer und ausgeliefert. Die Folgen können dann oft dramatisch sein, denn für die Kinder ist es so, als wären sie Teil der Gräueltaten, Teil des Schreckens. Für die Wirksamkeit traumatischer Erfahrungen ist es unerheblich, ob wir objektiv und unmittelbar bei den traumatisierenden Ereignissen dabei waren. Es genügt, wenn wir sie als Zeugen oder eine vermittelte Zeugenschaft durch extensive Erzählungen erleben.

Wenn Sie davon hören, dass Menschen ihre traumatischen Erfahrungen anderen ohne Maß und ohne Verständnis für deren Schutzbedürftigkeit überstülpen, dann bitten wir Sie, dafür einzutreten, diese anderen Menschen zu schützen, insbesondere die Kinder und Jugendlichen. Wenn Sie selbst Opfer solchen Verhaltens waren, dann suchen Sie sich Hilfe, denn mit hoher Wahrscheinlichkeit sind diese traumatischen Erfahrungen über die Geschichten und Bilder in Sie eingesickert, sind Sie »co-traumatisiert«.

Eine zweite Art, wie Menschen nicht mehr aufhören können, anderen Kriegsgeschichten zu erzählen, ist weniger dramatisch als nervig. Einzelne Geschichten werden immer wieder erzählt, so als wären es Geschichten aus einem Abenteuerurlaub oder einem Pfadfinderlager. Wir sind in dem Kapitel »Heldengeschichten« schon darauf eingegangen. Oft werden herausfordernde Situationen heldenhaft gemeistert, Schwierigkeiten überwunden, Probleme gelöst. Die Erzählenden bekommen oft gar nicht mehr mit, dass sie diese Geschichte schon zigmal kundgetan haben, sie sind anscheinend ungerührt davon, dass andere sich genervt abwenden, wenn sie wieder zu dieser Geschichte ansetzen. Da scheint es einen inneren Zwang zu geben, diese Geschichte immer erneut zu wiederholen. Dies ähnelt zwar dem Zwang, eine traumatische Situation in sich stets wiederholenden Erzählungen anderen mitzuteilen, wie wir es gerade beschrieben haben, doch diese Geschichten sind dennoch anders. Deren Schrecken wird gerade *ausgespart*, und die Gefühle, die beim Erleben dieser Geschichten aufgetreten waren, werden meistens verschwiegen. Wenn Sie solche Geschichten immer wieder hören, dann können wir Ihnen zwei Empfehlungen geben.

Die erste Empfehlung besteht darin, dass Sie nach den Gefühlen fragen, die die erzählenden Menschen bei den erzählten Erlebnissen gespürt haben – wenn Sie sie wirklich wissen wollen. Denn solche Geschichten haben oft die Funktion, von etwas Schrecklichem, das Angst und Hilflosigkeit verbreitet hat, abzulenken und dabei die empfundene Angst und Hilflosigkeit auszuklammern. Deswegen nennen wir sie, wie schon gesagt, »Deckgeschichten«, weil sie das den Geschichten zugrunde liegende Erleben verdecken und überdecken. Wenn die Gefühle, die unter und hinter diesen Geschichten lauern, ausgesprochen werden, dann verringert sich übrigens der Druck, solche Geschichten immer von Neuem zu wiederholen.

Hilfreich ist es auch, wenn Sie sagen: »Wenn ich mich da hineinversetzte, dann fände ich das nur schrecklich, und ich wäre ganz hilflos gewesen. Wie ging es dir?« Damit ermöglichen Sie der Person, die erzählt, eigene Gefühle mitzuteilen, und Sie erhalten gleichzeitig Hinweise für Ihre eigenen Gefühlsirritationen.

Eine zweite Möglichkeit, mit immer wiederkehrenden Kriegserzählungen umzugehen, besteht darin, zu fragen, wie denn die Geschichte weitergegangen ist oder was ihr vorherging. Ein Beispiel:

Ein Großvater erzählt zum wiederholten Male, wie er mit seinen Kameraden in der Normandie unter Beschuss in einen Bunker gestürmt ist. Immer die gleiche Geschichte, immer die gleichen Heldentaten. Die Geschichte beginnt mit dem Anschleichen an den Bunker, und sie endet mit der erfolgten Erstürmung.

Der Enkel fragt: »Was war denn vorher?«

Zögern, dann die Antwort: »Oh, da mussten wir warten, ganz, ganz lange.«

Frage: »Wie war das?«

Antwort: »Extrem anspannend. Das Warten ist ja immer das Schlimmste. Man weiß nicht, was passiert, und da kriecht einem die Angst in die Klamotten ...«

Hier zeigen sich die ersten Risse in der Heldenfassade: die Anspannung des Wartens, die Angst vor dem, was geschehen wird.

Der Enkel fragt weiter: »Und was war dann nach der Erstürmung des Bunkers?«

Da wird der Großvater bleich und stammelt: »Ach, Sch...! Da mussten wir die ganzen Leichenteile von den Wänden kratzen ...«

Das Grauen, das unter der Deckgeschichte lag, tritt hervor.

Hier wird deutlich, dass bei vielen dieser Geschichten das, was am wichtigsten war, ausgespart bleibt. Wenn Menschen in Lebensgefahr handeln, dann spüren sie oft gar keine Angst, dann ist der Adrenalinschub so hoch, die Aufregung so extrem, dass es nur noch um das Überleben geht und solche hemmenden Gefühle wie Angst bei vielen in den Hintergrund treten oder gar nicht mehr gespürt werden. Doch davor und danach, da sind die Gefühle da, da zeigt sich die Angst, wird mächtig und manchmal übermächtig. Deswegen: Wenn Sie solche Geschichten hören und sie nicht mehr so hören wollen, dann befolgen Sie unseren Hinweis und fragen Sie, was davor war oder was danach geschah.

Was tun, wenn die Menschen, die befragt werden sollen, nicht mehr leben?

Viele Angehörige der zweiten oder dritten Generation würden gerne ihre Eltern oder Großeltern befragen. Doch diese sind verstorben. Es ist oft zu spät. Die Eltern und Großeltern haben ihre Erfahrungen und ihr Erleben nicht geteilt, sondern mit ins Grab genommen. Wenn Sie das Bedürfnis haben, etwas darüber zu erfahren, wie diese die Kriegs- und Nachkriegszeit erlebt haben, dann können Ihnen vielleicht einige der folgenden Hinweise helfen, sich solchen Informationen und Eindrücken zumindest anzunähern:

- *Fragen Sie andere Angehörige. Das hilft manchmal mehr, als Sie vorher vermuten. Oft wissen die Angehörigen, oft sogar ehemalige Nachbarn, wenn sie früheren Generationen angehören, Tanten, Großtanten, Onkel usw., auch etwas über Ihre Eltern oder Großeltern. Zumindest aber können sie etwas über sich erzählen, und Sie können vielleicht rückschließen, wie es Ihren Eltern oder Großeltern ergangen sein mag.*
- *Suchen Sie alte Fotos Ihrer Eltern oder Großeltern aus diesen Zeiten. Manchmal ergeben sich daraus Hinweise, durch den Hintergrund der Bilder, durch die Kleidung und den Gesichtsausdruck. Oft finden sich Familienfotos mit einem Datum auf der Rückseite, manchmal auch mit Ortsangaben, aus denen sie Schlüsse ziehen können. Oder Fotos mit Uniformen der männlichen Vorfahren, nach denen Sie im Internet suchen können, um sie bestimmten Waffengattungen oder Rängen zuzuordnen.*
- *Schauen Sie in den Ahnenbüchern, in den Geburtsurkunden, Kirchenbüchern und wo immer Sie Angaben finden können, nach, wann Ihre Eltern oder Großeltern geboren sind. Daraus können Sie Schlüsse ziehen, wie alt diese 1939 oder 1945 waren, und daraus wiederum können Sie schlussfolgern, was diese wahrscheinlich erlebt haben werden. Und erfragen Sie und er-*

kundigen Sie sich, wo die Menschen, für die Sie sich interessieren, geboren wurden und wo sie in der Kriegs- und Nachkriegszeit gelebt haben. Auch daraus können Sie mithilfe des Internets und anderer Recherchen rückschließen auf das, was diese Menschen wahrscheinlich mitgemacht haben.

- *Und schließlich: Schauen Sie sich den einen oder anderen Film an, in dem das Leben und Erleben der Menschen in diesen Zeiten geschildert werden, oder lesen Sie Erinnerungen oder Berichte von Zeitzeugen aus der damaligen Zeit. Sie werden dadurch einen Zugang bekommen zu dem Leben der Verstorbenen, und Sie werden spüren, was all das in Ihnen an Gefühlen und anderen Resonanzen hervorruft.*

Was tun, wenn alles diffus ist?

Oft besteht die eindeutigste Folge traumatischer Erfahrungen der Kriegsgeneration darin, dass nichts eindeutig ist. Alles ist diffus und unklar, nichts ist zu greifen, aber Sie merken, dass in der Atmosphäre etwas liegt, was die Menschen belastet, was Sie belastet. All das ist aber nicht zu fassen. Wenn Sie nachfragen, bekommen Sie keine Antworten und sind sich unsicher, ob Sie die richtigen Fragen stellen. Oder Ihre Frage wird mit einem »strafenden Blick« erwidert, der Ihnen mitteilt, dass Sie »unmöglich« sind. Wenn Sie Antworten erhalten, verstehen Sie sie nicht …

Solche diffusen Atmosphären sind typisch für die Traumaweitergabe an die nächste Generation. »Nicht zu greifen«, das ist der häufigste Satz, den wir hören. »Da ist nur Nebel, durch den ich nicht hindurchfinde.«

Was können Sie dann tun? Wie können Sie damit umgehen? Der erste und wichtigste Hinweis, den wir geben können, besteht darin, dass Sie Ihr Gespür, dass da »etwas ist«, ernst nehmen. Auch das Spüren, dass etwas nicht zu greifen ist, ist ein Spüren. Tun Sie das nicht beiseite, sondern würdigen Sie es als Hinweis darauf, dass möglicherweise etwas aus der früheren Generation in Ihr jetziges Leben hineinfließt.

Der zweite wichtige Hinweis liegt darin, dass Sie sich nicht abschrecken lassen sollten, immer weiterzufragen. Nehmen Sie sich das Recht heraus, zunächst die »falschen« Fragen zu stellen, denn Sie können die »richtigen« nicht kennen. Die Fragen sind nur die Nebelleuchte, die Sie in die Hand nehmen, um sich im Nebel zurechtzufinden. Ob sie in die richtige Richtung strahlt, können Sie nicht wissen. Es kann auch sein, dass Ihre Frage so genau »auf den Punkt« trifft, dass sie abgewehrt werden muss – auch diese Vermutung liegt nahe. Und wenn Sie aufgeben (wozu Sie jedes Recht der Welt haben), weil Sie von den unmittelbar Betroffenen keine Antworten bekommen, dann fragen Sie andere Verwandte oder Bekannte der gleichen Generation, die Ähnliches erlebt haben. Wir haben schon darauf hingewiesen, dass dieser »Umweg« sich lohnen kann.

Und drittens, wenn das nicht hilft, achten Sie auf Objekte, Gegenstände mit Besonderheiten. Diese können einen Hinweis geben auf das, was war, und das Ungreifbare, was ist, greifbar werden lassen. Ein Beispiel:

> *»Da hing bei meinen Großeltern«, erzählt Frau Böckelberg, »immer ein Bild an der Wand, klein und auch gar nicht so toll aussehend. Eine kleine Landschaft, die man kaum erkennen konnte, schon sehr vergilbt, sehr verstaubt. Aber das durfte nie weggeworfen werden und auch nie umgehängt werden, und selbst beim Umzug musste es immer an die gleiche Stelle in der Diele wieder neu angebracht werden.*
>
> *Wenn ich als Kind meine Großeltern mal nach dem Bild fragte, gab es keine Antwort. Auch meine Eltern wussten nicht, was es damit auf sich hat. Als meine Großeltern dann starben, fand ich auf der Rückseite einen Ortsnamen und die Jahreszahl 1941 mit Bleistift. Der Ortsname, das war das Dorf, aus dem die Großeltern*

in Ostpreußen stammten. Und dann fand ich einen Brief, der aus irgendwelchen Gründen vom Großvater nie abgeschickt worden war. Der Brief ging an seine Schwester und enthielt einen Hinweis darauf, dass dieses Bild das Einzige war, was die Großeltern aus ihrer Heimat mitnehmen und retten konnten. Beide entstammten dem gleichen Dorf. Meine Großmutter hatte ihre Mutter auf der Flucht verloren, mein Großvater seinen kleinen Bruder.«

Über das Bild fand sie Zugang zu dem, was ihr Leben lang in der Atmosphäre ihrer Familie als nicht zu greifende Not und nicht zu greifende Trauer zu spüren gewesen war. Nun konnte sie weiterrecherchieren, sich weiter damit beschäftigen und fand vor allem größere innere Klarheit.

Ein weiteres Beispiel:

»Im Bücherregal meines Vaters standen immer zwei Lederschühchen, richtig hübsch. Solange ich denken kann. Winzig klein. Wenn ich damit als Kind spielen wollte, verbot mir das mein Papa ziemlich energisch. Später habe ich dann«, erzählt Anneliese Homberger, »die Schuhe vergessen. Doch vor Kurzem habe ich nachgefragt. Ich habe ihn gefragt, was es mit diesen Schuhen auf sich hat. Sie waren doch so klein, kleiner als Kinderschuhe. Ich konnte mir nicht erklären, wofür sie gut waren. Vielleicht für eine Puppenstube, aber was hatte mein Vater mit einer Puppenstube zu tun! Da hat mir mein Vater plötzlich etwas erzählt, endlich! Die Schuhe hatte er von seinem Vater, von meinem Großvater also. Der Großvater war Schuster gewesen. Er hatte sie dem Sohn als Spielzeug vermacht und war kurz darauf verstorben. Im Winter 1945/1946. Mein Vater wusste nicht, woran er genau gestorben war, wahrscheinlich an Erschöpfung, vielleicht sogar verhungert. Dieses Drama hatte meinen Vater sein Leben lang begleitet. Es hat ihm Angst gemacht und ihn voller Schmerzen leben lassen. Doch reden darüber konnte er nie. Nur die Schuhe hatte er immer im Regal stehen. Die Schuhe als Andenken an seinen Vater.«

KAPITEL 5

Wie Sie den Schritt beiseite schaffen

Unserem Vorschlag, einen Schritt beiseite zu treten, um sich aus den Belastungen durch die Traumaweitergabe zu befreien, sind Sie schon in dem einen oder anderen Hinweis, was helfen könnte, begegnet. Wir könnten es uns leicht machen und sagen: »Tun Sie es einfach!« So wie man uns Menschen oft rät: »Bauen Sie den Stress ab!«, oder: »Betrachten Sie das Leben doch von der leichten Seite!« Gut, aber wie?!

»Einfach« ist dieser Schritt beiseite ganz gewiss nicht. Wer jahrelang, oft jahrzehntelang Ängste, Leere, Druck und viele andere Traumafolgen von der Kriegsgeneration übernommen hat, dem sind sie meist selbstverständlich geworden, in den haben sie sich »eingehaust«. Sollten Sie zu diesen Menschen gehören, dann hadern Sie bitte nicht mit sich. Und auch nicht mit der Tatsache, dass es nicht reicht, »einfach« zu beschließen, einen Schritt beiseite zu treten, um sich davon zu befreien. Es bedarf konkreter Anregungen, damit Sie Ihr »Wie« finden können. Von diesen wollen wir Ihnen im Folgenden einige vorstellen. Probieren Sie sie aus! Nicht alle werden für Sie interessant sein, denn jede Traumaweitergabe und jeder Schritt beiseite ist individuell. Wählen Sie diejenigen, die für Sie geeignet sind! Die Ihnen helfen, Ihr Leben stressfreier, leichter, lebendiger, gelöster, selbstbestimmter und beziehungsfreudiger zu leben.

Allein oder mit Hilfe?

Die meisten Menschen, die unter den Folgen der Weitergabe traumatischer Erfahrungen der Kriegsgeneration leiden, versuchen, allein damit fertig zu werden. Dies mag ihre Gewohnheit sein oder in ihrem Naturell liegen, häufig besteht allerdings darin *auch* ein Erbe der Kriegsgeneration. Diejenigen, die im Krieg oder in der unmittelbaren Nachkriegszeit traumatische Erfahrungen machen mussten, blieben mit diesem Erleben zumeist allein, konnten es nicht teilen, konnten weder Trost noch andere Hilfe erfahren. Wir können das nicht oft genug betonen. Also versuchten sie, damit fertig zu werden, indem sie sich allein aufrafften und dem Überleben stellten. Die Haltung »Ich kann mich nur auf mich verlassen« oder »Es geht nur allein« wurde oft zu einer Grundhaltung ihres Lebens. Und der ihrer Kinder und Enkel. Wenn diese sich nun mit dem Erbe der Kriegsgeneration auseinandersetzen und von den Traumafolgen befreien wollen, dann versuchen sie dies paradoxerweise und gleichzeitig bezeichnenderweise häufig genau auf dem Weg, der ihnen von der Kriegsgeneration vorgelebt wurde.

Gewohnt zu sein, allein zu kämpfen, hat nicht zu unterschätzende positive Seiten, weil diese Menschen dafür oft zahlreiche Fähigkeiten entwickelt haben. Doch die negativen Folgen spüren die »Alleinkämpfer/innen« oft in enormer Anstrengung und Überforderung. Sie sitzen damit in der »Falle«, indem sie Möglichkeiten ihrer Fähigkeiten nicht nutzen sowie ihre sozialen Beziehungen strapazieren.

Deswegen schlagen wir Ihnen vor, sich damit zu beschäftigen, wie Hilfe aussehen müsste, wie Unterstützung gelingen kann. Es ist sicher nicht damit getan, nur zu sagen: »Ich brauche Hilfe.« Es braucht auch Ihre Bereitschaft, *sich helfen zu lassen*. Und die Auseinandersetzung mit der Frage: Von wem? Deshalb sollten Sie ernsthaft danach Ausschau halten, wer Sie unterstützen kann.

Für diese Wahl ist das entscheidende Kriterium: Wem vertraue ich? Möglicherweise fallen Ihnen dabei sofort ein oder mehrere Personen ein, vielleicht aber ist das nicht so einfach, und Sie müssen erst darüber länger nachdenken und suchen.

Wenn Sie zu den Menschen gehören, die in Ihren Lebensimpulsen oft ins Leere gegangen sind, dann besteht eine »normale« Folge darin, dass Sie nicht genau wissen, woran Sie festmachen können, ob Sie anderen Menschen vertrauen oder nicht. Wenn Sie also unsicher sind, dann suchen Sie sich eine Person heraus, der Sie möglichst weitgehend vertrauen oder die zumindest in bestimmten Situationen als vertrauenswürdig erlebt haben. Fragen Sie sich: Woran spüre ich das? Woran mache ich das fest? Vielleicht fallen Ihnen als Antworten bestimmte Handlungen, ein bestimmtes Verhalten ein, das Ihnen gefallen hat. Vielleicht machen Sie das Wagnis, diesen Personen zu vertrauen, nicht nur an dem fest, wie sie sich verhalten und was sie sagen, sondern auch am Klang ihrer Stimme, an der Art ihrer Blicke, der Berührungen, der Atmosphäre, die sie verbreiten, und Ähnlichem mehr. Wenn Sie solche Anhaltspunkte finden und sich bewusst an ihnen orientieren, dann finden Sie vielleicht noch andere vertrauenswürdige Menschen, von denen Sie sich Unterstützung erhoffen können.

Wenn Sie nun der Antwort näher gekommen sind, *wer* Sie unterstützen kann, dann tritt die Frage in den Vordergrund, *wie* Sie sich diese Unterstützung wünschen, damit sie hilfreich ist. Die wichtigste Form der Unterstützung, die wir kennen, ist das Gespräch – das verständnisvolle Gespräch. *Reden hilft.* Reden hilft dann, wenn Sie anderen Menschen etwas ins »Unreine« erzählen können, ohne gleich druckreif alles sortieren zu müssen. Wenn Sie mit anderen gemeinsam auf die Suche gehen können, ohne gleich Lösungen haben zu müssen. Dazu müssen Sie vielleicht der anderen Person sagen, dass Sie einfach reden wollen, wie Ihnen »der Schnabel gewachsen« ist. Dass Sie möchten, dass sie einfach zuhört und Sie nicht gleich aus der Unsicherheit »erlösen« oder dem Gefühlschaos »retten« solle oder gar müsse. Eine solche Haltung haben die wenigsten Menschen lernen dürfen. Deshalb ist es wichtig, miteinander einen solchen Stil zu suchen und zu finden. Es braucht Zeit, sich auszusprechen und nach Worten zu suchen, und dazu ist es wichtig, dass Sie nicht sofort »gerettet« und mit Ratschlägen überschüttet werden. So wichtig es ist, dass Ihnen andere Menschen, denen Sie vertrauen, auch Hinweise geben und Vorschläge machen, so nützlich ist für Sie vor allem, wenn Sie in die Haltung und Atmosphäre »Du darfst« und nicht »Du musst« eingebettet werden. Sie brauchen Rat, keine Ratschläge.

In diesem Sinne schlagen wir Ihnen in den folgenden Abschnitten einige kleinere und größere Aktivitäten vor, mit denen wir Sie bei dem Schritt, beiseite zu treten und die Folgen der traumatischen Erfahrungen der Kriegsgeneration zu bewältigen, unterstützen wollen. Sie können diese allein angehen, Sie können dabei aber auch – und das ist unsere Empfehlung – sich mit vertrauenswürdigen anderen Personen zusammentun, sich austauschen und begleiten lassen.

Wenn Sie keine Menschen finden, die Sie vertrauensvoll begleiten und unterstützen, oder wenn diese Unterstützung nicht ausreicht, dann kann es sinnvoll sein, professionelle Hilfe in Anspruch zu nehmen und eine Therapeutin oder einen Therapeuten zu suchen. Nehmen Sie auch hier als entscheidendes Kriterium ernst, ob Sie vertrauen können. Überprüfen Sie, ob und inwieweit Sie der Therapeutin, dem Therapeuten vertrauen. Ohne den Boden des Vertrauens kann keine Therapie gelingen.

Den Rucksack entleeren

Wenn Sie selbst Opfer traumatischer Erfahrungen geworden sind, dann werden Sie diese in der Folge möglicherweise als schwere Last empfunden haben. Sie werden diese Last und diese Schwere mit Ihren Verletzungen und Kränkungen, die durch die traumatische Erfahrung entstanden sind, in Verbindung gebracht haben.

Viele Opfer traumatischer Erfahrungen der Kriegsgeneration haben diese schwere Last ebenso empfunden und sie häufig an die nächste Generation weitergegeben. Wenn Sie zu den Menschen gehören, die sich oft niedergedrückt fühlen und das Gefühl haben, eine schwere Last zu tragen, wenn Sie immer wieder und »ohne richtigen Grund« an bleierner Müdigkeit leiden, dann kann es hilfreich sein, den schweren Rucksack, den Sie tragen, zu entleeren.

Wenn Sie das Bild eines schweren, vollen, zu vollen Rucksacks anspricht, dann schlagen wir Ihnen vor, konkret zu werden.

Nehmen Sie ein Tuch oder eine Decke, die Sie später zu einem Bündel schnüren können, oder einen Beutel, eine Tasche oder eben einen Rucksack. Gehen Sie dann durch Ihre Wohnung und packen Sie alles in ihn hinein, was Ihnen spontan »unter die Finger« kommt, offensichtlich schwere Sachen, aber auch herumliegenden Krams, Dinge mit und ohne ersichtliche Bedeutung, ein Buch, eine Kuchengabel, eine Reisepostkarte, einen Schal .... Denken Sie nicht lange nach. Vertrauen Sie Ihren Händen, dass diese schon wissen, was sie ergreifen. Geben Sie ihnen aber auch die Erlaubnis, nach allem zu greifen, was die Lasten und die Schwere Ihres Lebens symbolisieren könnte.

Und nun begleiten wir Yvonne Depuis bei ihrem Tun.

Yvonne Depuis legte sich ihren gefüllten Rucksack auf die Schulter.

»Der ist viel leichter, als ich dachte.« Sie stutzt: »Aber trotzdem total schwer. Ich weiß ja, dass ich eigentlich ein gutes Leben habe, aber ich spüre diese Schwere trotzdem. Da komme ich mir vor, als würde ich nur grundlos herumjammern.«

Ihre Begleiterin ermutigt sie, ihr Spüren von Müdigkeit und Schwere ernst zu nehmen und zu versuchen, den Rucksack zu entleeren. Yvonne Depuis möchte spontan den Rucksack »am liebsten einfach« ausschütten: »Einfach weg damit!« Doch sie hält inne und merkt, das geht so nicht.

Einen solchen vollen Rucksack zu entleeren braucht Zeit und gelingt bei den meisten Menschen nicht, indem sie alles auf einmal ausschütten oder abschütteln. Diese Erfahrung haben wir immer wieder gemacht: Was sich jahre- und jahrzehntelang als Last und Schwere angesammelt hat, kann nicht auf einmal verschwinden. Es geht nur nach und nach, dieser Prozess braucht Schritt für Schritt. Deswegen schlagen wir immer vor, den Rucksack schrittweise in kleinen Etappen zu entleeren.

Die Begleiterin schlägt vor: »Greif in deinen Rucksack und hol spontan irgendetwas daraus hervor.«

Yvonne Depuis zieht eine Flasche mit einem Spülmittel hervor. Bei aller Ernsthaftigkeit müssen beide lächeln.

»Welche Last bedeutet dir dies? Was daran ist schwer? Was fällt dir gerade dazu ein?«

Yvonne Depuis sinniert ein wenig und wiegt die Flasche hin und her. Dann sagt sie: »Das Ding hier bedeutet, dass ich es meiner Mutter nie recht machen kann. Ganz egal, was ich versuche, es ist nie wirklich richtig. Früher, als Kind, habe ich versucht, meiner Mama alles recht zu machen, zu putzen, sie sonntags mit dem Frühstück zu überraschen ... Ehrlich, ich habe alles getan, um sie glücklich zu machen. Damit sie sich freut. Aber das ist mir einfach nicht gelungen. Und das ist heute noch so. Wenn sie so niedergeschlagen und freudlos ist, dann versuche ich immer noch alles, um ihr das Leben schöner zu machen. Und das gelingt mir immer noch nicht. Diese ganze Anstrengung ist so nutzlos.« Sie wird traurig.

Die Begleiterin fragt nach einer Weile: »Was willst du jetzt mit der Flasche machen? Welchen Impuls hast du?«

»Ich will diese Anstrengung nicht mehr. Wenn in ihrem Leben nichts richtig gelaufen ist, wenn sie nie glücklich und zufrieden sein kann mit ihrem Leben, dann tut mir das leid, aber das ist ja letztendlich ihre Sache. Warum soll ich mich weiter so anstrengen ... Das bringt doch nichts.« Sie stellt die Flasche auf einen Platz, den sie als »Mutterort« bezeichnet. »Da gehört sie hin.«

Yvonne Depuis greift wieder in ihren Rucksack und findet eine Flöte. Sie schaut sie an: »Das ist mein Leistungsdruck. Es ist der Druck, immer alles perfekt machen zu müssen. Und das macht mich wahnsinnig und auch oft müde.«

»Ja, was machst du damit?«

»Das kann ich niemandem geben. Das muss ich mit mir ausmachen.«

Die Begleiterin bittet: »Spiel doch mal was!«

Und beide hören, wie sich zwischen guten Tönen immer wieder druckvolle, manchmal schrille Töne einschleichen. Yvonne Depuis merkt, dass »das immer dann passiert, wenn ich eigentlich keinen Atem mehr habe. Genau, so ist das. Ich brauche Pausen, ganz viele kleine Atempausen. Vor allem muss ich einfach mal innehalten, damit ich diesen Kreislauf des Drucks wenigstens unterbreche.«

Und sie spielt ihrer Begleiterin und vor allem sich selbst vor, wie es klingt, wenn sie sich selbst immer wieder kleine Pausen gönnt. Im Flötenspiel gelingt das so überraschend gut, dass sie ermutigt ist, das auch im Alltag anzugehen.

So können Sie Erfolg haben: Schritt für Schritt, Gegenstand für Gegenstand die einzelnen Elemente der Schwere für sich zu betrachten und so nach und nach den Rucksack zu entleeren. Bei vielen Dingen werden Sie wissen oder zumindest Ahnungen haben, was sie bedeuten und was Sie mit ihnen tun können, bei anderen nicht. Dann legen Sie sie beiseite und nehmen sie sich zu einem späteren Zeitpunkt wieder hervor. Eine Anmerkung: Sie können auch zum Bepacken des Rucksacks neutralere Gegenstände gewählt haben, zum Beispiel Steine. Sie werden vermutlich verwundert feststellen, welch unterschiedlichen Bedeutungsgehalt sie für Sie haben können.

Ganz wesentlich ist, dass Sie sich bei jeder Last, bei jedem Element der Schwere fragen, was mit diesem Element geschehen soll. Dazu ist notwendig, zu prüfen, in welche Richtung es sich bewegen soll. Geht es wie in unserem Beispiel eher hin zur Mutter oder eher in Richtung der eigenen Person? Kommt es in die Mülltonne oder soll es im Regal aufbewahrt werden und einen Ehrenplatz erhalten? Muss es im konkreten wie im übertragenen Sinn vernichtet werden – oder in etwas anderes umgewandelt werden? Wenn Sie Belastungen wirklich loswerden möchten, ist es notwendig, diesen einzelnen Elementen der Last sorgfältig und aufmerksam eine Richtung zu geben und sie möglichst in diese Richtung konkret zu bewegen. So können Sie sich auch im übertragenen Sinn davon befreien, so gut es möglich ist.

Buchstäblich beiseite treten

Mögen Sie unserem Rat folgen, »beiseite zu treten«, um sich aus den Verwicklungen mit den Traumafolgen der Kriegsgeneration zu lösen? Unsere Sprache ist, so auch hier, häufig wunderbar mehrdeutig: Dem »Beiseite treten« im übertragenen Sinn wohnt die Ermutigung inne, sich aus Ihren Verwicklungen und dem Verwobensein mit Eltern, Großeltern der Kriegsgeneration zu lösen und einen inneren Schritt zur Seite zu gehen. Wenn wir und Sie diese Formulierung wörtlich nehmen, bedeutet sie, dass Sie sich von einem Ort zum anderen bewegen und im buchstäblichen Sinn einen oder mehrere Schritte beiseite treten können. Probieren Sie es aus, denn unsere Erfahrung lehrt, dass es »funktioniert«:

Bestimmen Sie in dem Zimmer oder Raum, in dem Sie sich gerade befinden, einen Ort, dem Sie die Bedeutung geben, der Ort zu sein, an dem Sie sich mit den Eltern und Großeltern beziehungsweise mit deren Traumata und den Auswirkungen auf Sie selbst auseinandersetzen. Nehmen Sie Ihren ersten Impuls wahr, folgen Sie ihm und stellen Sie sich an diese Stelle. (Wir möchten Sie bitten, wirklich aufzustehen, falls Sie sitzen oder liegen, und sich zu bewegen. Nur »gedacht« bewegt sich nämlich das Festgefahrene und Erstarrte nicht oder nur wenig.) Gönnen Sie sich an diesem

Ort einige Atemzüge Zeit, um zu spüren, was gerade in Ihnen vorgeht, was Sie erleben, was Sie an diesem Ort fühlen, woran Sie sich gerade erinnern. Vertrauen Sie Ihren Einfällen, lassen Sie sie mit dem Ein- und Ausatmen kommen und gehen ... Und nun treten Sie buchstäblich einen Schritt beiseite, nach rechts oder nach links, nach vorn oder zurück – ganz wie Sie wollen. Vielleicht ist es ein kleiner Schritt, vielleicht ist es ein großer. Vielleicht brauchen Sie auch gleich mehrere Schritte. Nehmen Sie sich ernst und folgen Sie Ihrem Impuls. Wenn Sie nun diesen Schritt getan haben, halten Sie wieder inne und spüren Sie einige Atemzüge lang, wie Sie sich jetzt fühlen und was Sie jetzt spüren ...

Wenn Sie das Beiseite treten in diesem Sinn wörtlich nehmen, machen Sie vielleicht die Erfahrung, dass sich durch diesen Schritt beiseite in Ihrem Erleben etwas verändert.

Von diesem neuen Standort aus können Sie nun auf den alten Ort des »Clinchens« und der Verwicklung mit den Traumafolgen zurückschauen. Werfen Sie einen Blick auf diese Stelle, die Sie sich sicher gemerkt haben. Der Schritt beiseite ermöglicht einen Blick von außen. Vielleicht fällt Ihnen das eine oder andere auf, wenn Sie sich selbst »von der Seite« betrachten.

Viele Menschen, die wir unterstützt haben, einen solchen Schritt beiseite zu wagen, haben dabei kleine, aber kostbare Erfahrungen gemacht, zum Beispiel:

»Ich merke, dass ich auf dem neuen Standpunkt etwas freier atmen kann. Ich bekomme mehr Luft.«

»Wenn ich von hier aus auf den ersten Standort zurückschaue, dann merke ich, wie viel Energie ich in die Beschäftigung mit den Traumafolgen gesteckt habe und stecke. Diese Energie könnte ich bestimmt auch für anderes besser gebrauchen.«

»Ich merke einfach nur: Ich will das nicht mehr!«

Wie bei all unseren Empfehlungen ist es besonders wertvoll, wenn Sie ein solches Experiment im Beisein einer vertrauten Person unternehmen, mit der Sie sich über Ihre Erfahrungen austauschen können.

Herangehen, um weggehen zu können

»Ich will davon weg, mir reicht es!« »Ich habe keine Lust mehr.« »Ich will das endlich weghaben.« Solche und ähnliche Aussagen hören wir häufig von Menschen, die unter der Weitergabe von Traumafolgen leiden und sich damit auseinandergesetzt haben. Doch meistens bleibt das, was wir Menschen verzweifelt »weghaben« wollen, wie Pech und Schwefel an uns haften. Dennoch: Nutzen wir zunächst wie im vorherigen Abschnitt die Doppelbedeutung des Wortes »weggehen«. Entfernen Sie sich räumlich von dem, was Sie belastet. Viele Menschen versuchen dies, indem sie den Kontakt zu ihren Eltern oder Großeltern einschränken oder ganz abbrechen. Das reduziert oft den Stress der alltäglichen Auseinandersetzung, doch Traumafolgen sind den Menschen »einverleibt« und da hilft die Vergrößerung der räumlichen oder zeitlichen Distanz auf Dauer nur wenig. Wenn Sie zum Beispiel Ängste der Kriegsgeneration übernommen haben, dann wird verringerter Kontakt zu diesen Menschen vielleicht die Ängste seltener auslösen, aber die Ängste bleiben wahrscheinlich doch in Ihnen und werden Sie belasten.

Daher ist unsere Erfahrung: Weggehen allein reicht nicht. Im Gegenteil, oft ist es notwendig, erst heranzugehen, um dann weggehen zu können.

Immer wenn Elisabeth Faller mit ihrer Mutter Kontakt hatte, verstärkte sich ihr Leistungsdruck. Die Mutter war extrem leistungsorientiert – im Haushalt, bei der Arbeit, beim Sport, mit den Hobbys ... Immer die Beste, immer perfekt. Elisabeth Faller hatte das von der Mutter übernommen – ungern und unumgänglich. Sobald sie mit ihrer Mutter Kontakt hatte, schaukelte sich der gegenseitige Druck hoch. Als schließlich Elisabeth Faller unter diesem Druck immer mehr zu leiden begann und sogar Herzprobleme bekam, wollte und »musste« sie den Druck reduzieren. Sie reduzierte den Kontakt zu ihrer Mutter, sah sie weniger, nur noch gelegentlich telefonierten sie miteinander. Das erleichterte sie eine Zeit lang, doch auf Dauer verringerte sich der Druck dadurch nicht. Er mochte in den Begegnungen mit oder über ihre Mutter entstanden sein, doch er war ein Teil ihrer Person geworden.

Wenn das Weggehen nicht hilft, ist es sinnvoll, die Richtung zu wechseln und näher heranzugehen.

Elisabeth Faller versuchte das »Herangehen«. Eine Freundin hatte ihr geraten, sich doch mit ihrer Mutter darüber auseinanderzusetzen. Elisabeth Faller bemühte sich darum. Sie besuchte ihre Mutter und fragte sie über ihren Druck aus. Die Mutter wehrte zuerst ab, dass sie überhaupt Druck empfinde, doch dann erzählte Elisabeth Faller von sich, davon, wie sie unter ihrem eigenen Druck litt und krank wurde. Wie leid ihr die Druckspirale tat, in die sie beide immerfort hineingerieten …

Heranzugehen an das Thema, an die Person, sich anderen mit dem zu öffnen, was einen belastet, ist immer ein Risiko, weil man nicht weiß, wie die anderen reagieren. Doch unserer Erfahrung nach lohnt es sich, dabei hartnäckig und offen zu sein. Deswegen möchten wir Sie dazu ermutigen.

Zwischen Elisabeth Faller und ihrer Mutter waren viele Gespräche notwendig, bis die Mutter sich öffnen konnte und von all dem Druck erzählen konnte, den sie in der Kriegs- und Nachkriegszeit erlebt hatte und der zu einem wesentlichen Kern ihrer Persönlichkeit geworden war. Elisabeth Faller gelang es beim Zuhören, weicher zu werden. Sie bekam Verständnis für ihre Mutter und vor allem auch Verständnis für sich selbst und konnte sich so allmählich von dem Druck der Mutter wegbewegen, um eigene Wege des Umgangs mit ihren Leistungsansprüchen zu finden.

Selbst wenn Ihnen das Herangehen hin zu der Person, um die es Ihnen geht, nicht wie Elisabeth Faller gelingt, so werden Sie auf dem Weg des (inneren) Weggehens auch davon profitieren, dass Sie den Versuch gewagt haben.

Der »Dreh«

Sven Haßbrink war ein Kriegsenkel und hatte die Leere seines Vaters so stark erlebt, dass er sich vollkommen darauf fixierte und in seiner Lebendigkeit, seiner Lebensqualität und seinen Beziehungschancen sehr eingeschränkt fühlte. Er war von dieser Leere so sehr angezogen, dass er immer wieder verzweifelt versuchte, mit seinem Vater Kontakt aufzunehmen. Vergeblich. Immer wieder neu und immer wieder vergeblich. Er konnte sich nicht lösen. »Ich bin wie süchtig«, sagte er. Die Leere des Vaters wirkte wie ein schwarzes Loch und entzog ihm viel Energie.

Sven Haßbrink geriet so in Not, dass er therapeutische Hilfe suchte. Die Therapeutin schlug ihm vor, ein Symbol für seinen Vater zu finden. Er schaute sich um und wählte eine Stehlampe.

»Wenn diese Lampe der Vater ist, wo würden Sie sich hinstellen in Bezug auf ihn?«

Sven Haßbrink stellte sich ungefähr einen Meter von der Lampe und damit von seinem Vater entfernt hin.

»Überprüfen Sie, wie es Ihnen hier geht.«

Er überlegte eine Weile und sagte dann: »Das ist mir zu nah.«

»Dann verändern Sie den Abstand.«

Sven Haßbrink trat einen Schritt zurück und sagte: »So ist es schon besser, aber es ist immer noch nicht gut. Aber weiter kann ich nicht weg. Das würde nicht passen.«

»Wenn Sie sich nicht weiter entfernen können, was könnten Sie denn dann ausprobieren? Welchen Impuls haben Sie?«

Sven Haßbrink überlegte und sagte: »Ja, am liebsten würde ich mich irgendwie beiseitedrehen, um den Blick abzuwenden.«

»Probieren Sie es.«

Sven Haßbrink drehte sich um circa neunzig Grad nach rechts und hielt dann inne. Nach einer Weile meinte er: »Das ist schon besser. Da kann ich meinen Vater noch aus den Augenwinkeln sehen, aber irgendwie ist es mir ein bisschen weniger eng ums Herz und ein wenig freier.«

Die Therapeutin fragte: »Was sehen Sie vor sich?«

Sven Haßbrink schaute ins Leere, und vor seinem inneren Auge tauchten plötzlich Menschen auf, die er kannte und die ihm wichtig waren, die er in den letzten Jahren aber deutlich vernachlässigt hatte. Ihm fiel ein, welche anderen Personen ihn interessierten und zu wem er eigentlich gerne Kontakt hätte.

Die Therapeutin ermunterte ihn: »Schauen Sie weiter und nehmen Sie wahr, was und wer Ihnen in den Sinn kommt.«

Sven Haßbrink tat dies und entdeckte Teile seiner Lebenswelt, die in seinem Leben zu kurz gekommen waren.

Als die Therapeutin ihm nun vorschlug, wieder einen Blick auf den Vater zu werfen, wollte er sich zuerst zurückbewegen zum ursprünglichen Ausgangsort, stoppte dann aber und merkte: Das geht nicht.

»Was geht dann?«

»Ich weiß nicht … Ich glaube, ich muss mich noch weiter wegdrehen …«

»Dann tun Sie das.«

Sven Haßbrink drehte sich langsam und kontinuierlich einmal um die eigene Achse. Dabei hielt er immer wieder inne und entdeckte neue Begebenheiten, vor allem Menschen vor seinem inneren Auge. Schließlich wandte er sich nun dem Vater zu und sah ihn mit neuen Augen. Er wurde traurig, weil er selbst etwas geschafft hatte, was seinem Vater nicht gelungen war – sich von der Sogwirkung der traumatischen Leere abzuwenden und das Leben zu betrachten, das es außerhalb dieser Leere gab.

Was wir Ihnen hier etwas ausführlicher vorgestellt haben, ist ein Auszug aus einer therapeutischen Begegnung. Wir nennen diese Methode den »Dreh«. Sie können diese Erfahrung des Drehs auch mit sich selbst oder mit Freunden und Freundinnen versuchen. Wenn Sie fixiert sind auf einen bestimmten Aspekt in der Beziehung mit einer oder einem Angehörigen der Kriegsgeneration, dann hilft es, sich abzuwenden, aber dies nicht nur ein bisschen, sondern indem Sie eine volle 360-Grad-Drehung vollziehen. Machen Sie dies in Zeitlupe und mit vielen Unterbrechungen. Nehmen Sie immer wieder wahr, was Sie außerhalb der Fixierung auf diese Person bei sich und außerhalb spüren und betrachten können. Wenn Ihr Blick und Ihre Wahrnehmung dann wieder zu dieser Person zurückkehren, werden Sie wahrscheinlich merken, dass sich etwas verändert hat, dass Sie nun andere Impulse verspüren, vielleicht sogar andere Gefühle dieser Person gegenüber empfinden können. Nicht nur zu deren Gunsten bzw. zugunsten der Beziehung mit ihr, sondern vor allem zu Ihren eigenen Gunsten.

Welche Farbe hat der Druck?

Viele Folgen traumatischer Erfahrungen, die an die Kinder- und Enkelgeneration, also an Sie, weitergegeben werden, zeichnen sich dadurch aus, dass sie schwer zu greifen sind. Wenn etwas nebulös bleibt, dann hat man Schwierigkeiten, dafür Worte zu finden, oder man traut den Worten nicht, die einem auf der Zunge liegen. Wenn Sie das kennen, dann schlagen wir Ihnen vor, den Schritt beiseite zu probieren, indem Sie Ihrem Befinden zu einem kreativen Ausdruck verhelfen, indem Sie malen, Töne erfinden oder Gesten ausprobieren. Keine Angst – Sie brauchen dabei weder malen zu »können« oder ein Musikinstrument zu beherrschen noch über besondere schauspielerische oder tänzerische Fähigkeiten zu verfügen. Es geht ganz einfach, zum Beispiel:

- *Wenn Sie einen Druck spüren, den Sie sich nicht erklären können, dann überlegen Sie: »Welche Farbe hat mein Druck?« Oder: »Welche Farbe könnte er haben?« Vielleicht fällt Ihnen spontan eine Farbe ein. Registrieren Sie im zweiten Moment, was Sie persönlich mit dieser Farbe verbinden. Vielleicht greifen Sie auch zu Stiften und malen Ihren Druck ... Und dann betrachten Sie ihn von Nahem und von Weitem. Nehmen Sie ernst, was Ihnen dazu einfällt, und reden Sie mit anderen darüber ...*
- *Wenn Sie sich zum Beispiel einsam fühlen, ohne begreifen zu können, wo diese Einsamkeit gerade herrührt, dann lassen Sie sie erklingen. Nehmen Sie ein Musikinstrument, irgendeines, das sich in Ihrer Wohnung befindet, und spielen Sie einen Ton Ihrer Einsamkeit. Vielleicht müssen Sie mehrere Töne ausprobieren. Irgendwann werden Sie einen Ton finden, der Ihrem Gefühl entspricht. Wenn es zwei oder drei Töne sind oder eine größere Tonfolge, dann ist es natürlich auch gut, aber – kein Stress! – ein Ton reicht. Wenn Sie kein Instrument greifbar haben, können Sie diesen Ton singen, falls Sie dies gerne tun, oder Sie erzeugen Töne mit Alltagsgegenständen – dem Kochtopf, der Regalwand, dem Lampenschirm, dem Löffel ... Entscheidend ist, dass Sie dem, was in Ihnen ist, zum Ausdruck verhelfen. Das hat den großen Vorteil, dass es nicht mehr nur in Ihnen ist, sondern sich auch außerhalb befindet, dass es hörbar ist. So können Sie vielleicht diesen Ton für andere Menschen hörbar werden lassen, die Ihnen vielleicht eine Rückmeldung geben, wie er für sie klingt. Doch auch wenn Sie allein sind, kann dieser Versuch erleichtern, und Sie können dann vielleicht zum nächsten Schritt überge-*

hen – nämlich einen zweiten Ton entstehen lassen, den Ton Ihres Wunsches, den Ton des Gegenteils Ihrer Einsamkeit, den Ton der Veränderung.

- *Wenn Sie seelische Schmerzen spüren, ohne dass Sie wissen, woher diese Schmerzen rühren, und erst recht nicht, wie Sie damit umgehen können, dann kann es hilfreich sein, eine Geste oder sonstige Bewegung für diese Schmerzen zu suchen. Entscheiden Sie, ob Sie dabei stehen oder sitzen wollen, und dann machen Sie mit Ihren Armen, Ihren Händen, Ihrem Körper eine Geste, groß oder klein, ganz eigenwillig, die Ihren Schmerz, Ihren Kummer, Ihre Sorge oder was immer Sie bedrückt, ausdrückt. Gönnen Sie sich einige Atemzüge, dieser Geste und Ihrem Erleben dabei nachzuspüren, und dann finden Sie auch hier eine Geste der Veränderung, eine Geste, die nun entstehen möchte ... Vielleicht ist dies eine Geste des Trostes, vielleicht eine Geste der Zuversicht ... Seien Sie auch hier eigensinnig und eigenwillig. Vertrauen Sie auf Ihre Impulse.*

Wir wissen nicht, zu welchen kreativen Ausdrucksmöglichkeiten Sie neigen, doch wir möchten Ihnen in jedem Fall Mut machen, das eine oder andere auszuprobieren. Viele Menschen sind in ihren kreativen Ausdrucksmöglichkeiten beschämt worden. Es ist ihnen nun peinlich, solche auszuprobieren, oder es erscheint ihnen kindisch. Doch wir wissen und sind der festen Überzeugung, dass alle Menschen eine Möglichkeit kreativen Ausdrucks haben. Zumindest als Kinder, bevor das verloren ging oder ihnen ausgetrieben wurde. Knüpfen Sie wieder an Ihre kindlichen Wurzeln an. Gerade wenn Traumafolgen diffus und ungreifbar weitergegeben worden sind, dann reichen Worte oft allein nicht aus. Dann helfen Bilder, Klänge, Bewegungen und andere Ausdrucksweisen mehr als tausend Worte – oder sie sind zumindest ein Anfang, um Worte zu finden.

Die Ja-Nein-Bewegung

Wenn Menschen unter den Folgen von Traumaweitergaben leiden, erleben sie viele Unstimmigkeiten, sind oft verunsichert und fühlen, dass vieles von dem, was diffus und ungreifbar ist, sich in ihnen festsetzt. Sie wissen dann selbst häufig nicht genau, was sie wollen, ob sie zu einem Vorschlag oder einer Idee »Ja« oder »Nein« sagen sollen beziehungsweise wollen. Der ungeduldige Satz: »Ja, sag doch schon, was du willst!«, setzt sie unter Druck und kann bis zum Blackout den Kopf vernebeln und verwirren. Falls Sie dies kennen, kann es Ihnen helfen, Ja- und Nein-Bewegungen auszuprobieren. Dies geht alleine, aber es empfiehlt sich, es mit einer vertrauten anderen Person gemeinsam zu erfahren.

Die Bewegungsidee ist ganz einfach:

Stellen Sie sich hin und machen Sie eine Bewegung des Ja. Lassen Sie sich selbst überraschen von der Bewegung, die Ihnen spontan einfällt, die spontan Ihrem Körpererleben entspringt. Vielleicht ist es eine kleine Bewegung, indem Sie eine Hand ausstrecken, oder eine große Bewegung, indem Sie beide Arme öffnen und ein deutliches Ja signalisieren. Finden Sie Ihre eigene Ja-Bewegung!

Manchmal ist es hilfreich, sich eine andere Person vorzustellen oder vor dem inneren Auge und dem inneren Ohr eine Szene entstehen zu lassen, in der Ihnen jemand einen Vorschlag macht, zu dem Sie Ja sagen wollen.

Überprüfen Sie dann, ob Ihr Ja eher ein zaghaftes oder ein lautes und deutliches Ja ist, ob es eher ein Wunsch ist oder eine Erwartung, vielleicht sogar eine Forderung. Und wenn Sie mögen, spielen Sie mit verschiedenen Arten, Ja zu sagen und sie in Bewegungen oder Gesten auszudrücken.

Und dann widmen Sie sich dem Gegenteil:

Finden Sie eine Bewegung des Nein. Auch hier kann das Nein ganz zart oder klein sein, vielleicht auch kräftig und knallend. Oder sehr groß und deutlich – wie immer Sie mögen, finden Sie Ihr eigenes Nein!

Hier ist es besonders hilfreich, ein Gegenüber zu haben, also eine andere Person, der Sie vertrauen und die sich Ihnen gegenüberstellt und Sie und sich beobachtet. Diese Person kann Ihnen dann wahrhaftig rückmelden, ob das Nein oder Ja bei ihr ankommt oder ob es nur so unscheinbar ist, dass es sich verläuft. Vielleicht kann Ihnen diese Person sogar Hinweise geben, was Ihr ganz individuelles Nein glaubwürdig macht (Haltung, Blick, Geste, Stimme ...) bzw. was Ihrem Nein fehlt, um überzeugend zu sein. In jedem Fall probieren Sie aus, ein für Sie stimmiges und auch für andere deutliches Nein zu finden – eine Bewegung, eine Geste. Vielleicht entdecken Sie auch zwei für Sie stimmige Nein, ein eher kleines und ein großes, ein eher vorsichtiges und ein sehr klares und entschiedenes. Spielen Sie damit, experimentieren Sie!

Und dann bringen Sie diese beiden Bewegungen des Ja und des Nein miteinander in Verbindung. Finden Sie eine Bewegungsfolge von der Ja-Bewegung zur Nein-Bewegung und wieder zurück! Hin und her! Wenn Sie Spaß am Tanzen haben, kreieren Sie daraus Ihren eigenen Ja-Nein-Tanz!

Sie werden merken, dass Ihnen diese beiden Bewegungen und diese kleine Bewegungsimprovisation in der Zukunft wahrscheinlich helfen werden, sich selbstbewusster und damit klarer zu entscheiden, und Ihr Entscheiden klarer zu äußern und mitzuteilen. Wenn Sie im Alltag nicht genau wissen, welche Entscheidung zu treffen ist, dann entscheiden Sie sich dafür, dass Sie eine Ihrer Bewegungen des Ja und des Nein probeweise ausführen. Sie werden dabei, in der Bewegung, merken, wozu Sie gerade mehr neigen. Und haben Sie auch den Mut zum »Vielleicht« oder zum »Ich-weiß-nicht«. Manchmal brauchen wir Menschen einen kurzen oder auch langen Moment. Dann wird sich der Nebel schon lichten.

Die UND-Liste

Oft meinen wir Menschen, wir müssten uns klar entscheiden, wenn es eigentlich ansteht, Ambivalenzen auszuhalten und zu leben. Und dann hadern wir mit uns und strengen uns an – unnötig, aber mit Not. Das gilt besonders, wie beschrieben, für die Kinder und Enkel der Kriegsgeneration. Doch zwischen den unterschiedlichen Gefühlen und den Haltungen anderen Menschen gegenüber gibt es nicht nur ein Entweder-oder, sondern viel häufiger ein UND. Oder besser gesagt: darf es geben und sollte es geben! Schon im Kapitel »Verstehen ist nicht Verzeihen« haben wir auf das große UND hingewiesen.

Wir haben gute Erfahrungen damit gemacht, wenn Menschen sich eine UND-Liste anlegten, also eine Art Tagebuch, in dem sie Erfahrungen mit dem großen UND niederschrieben und so festhielten. Gerade Ihnen, die Sie sich mit den Folgen von Kriegstraumata auseinandersetzen müssen, ist hoffentlich eine solche UND-Liste hilfreich. Deswegen möchten wir sie Ihnen als Anregung geben.

Beispiele für solche UND-Sätze können sein:

- *»Ich liebe meinen Vater UND ich werfe ihm vor, dass er mir von seinen schlimmen Kriegserfahrungen nie etwas erzählt hat. Das hätte mir nämlich geholfen.«*
- *»Ich merke, dass die Traumafolgen meiner Eltern und Großeltern in mir lebendig sind, UND ich lebe mein eigenes Leben.«*
- *»Ich bin traurig und merke das, UND ich finde keine Worte dafür.«*
- *»Ich ärgere mich darüber, dass ich wieder so unter Druck bin, UND ich will mich so aushalten und akzeptieren, so respektieren, wie ich gerade bin.«*
- *»Ich bin wieder einmal voller Angst UND ich weiß, dass das vorbeigeht, wenn ich meinen Mann bitte, mich zu umarmen.«*
- *»Ich liebe meine Mutter UND ich finde sie unmöglich.«*
- *»Ich möchte wegrennen UND bleibe trotzdem, weil ich nicht anders kann.«*

- *»Ich habe Mitgefühl UND ich entscheide mich trotzdem dafür, mich abzuwenden, um mich zu retten.«*

Den Trotz und den stillen Ärger würdigen

Manche Gefühlsregungen nehmen wir Menschen nicht ernst oder werten sie sogar ab. Und doch sind sie wichtig, um den Schritt beiseite zu schaffen. Dazu gehört als erste Gefühlsregung der Trotz:

> *Wenn Helen Mirko mal wieder von ihrer Mutter hörte, dass sie sich nicht so anstellen solle, wenn sie Kummer hat, dann war sie genervt. Sie wusste zwar, dass das mit der Lebensgeschichte der Mutter zu tun hatte, mit den Erfahrungen in der Kriegs- und Nachkriegszeit, aber sie war und blieb genervt. Dieses Genervtsein mochte sie nicht, nicht an anderen und nicht an sich selbst. Sie erzählte: »Ich komme mir dann so trotzig vor. Ich widerspreche dann in allem. Manchmal sage ich auch, dass ich genervt bin, meistens aber ist das innerlich. Meistens sogar nur innerlich. Dieses Trotzgefühl finde ich nicht gut, das ist irgendwie kindisch.«*

Wir müssen dieser Einschätzung widersprechen, ja sogar ein Lob des Trotzes verkünden. Trotz kommt von Trutzen, also davon, Widerstand zu leisten gegen etwas, was einen Menschen bedroht oder einem gar nicht gefällt. Wenn Kinder in die sogenannte Trotzphase kommen, dann lernen sie und üben sie, Ja und Nein zu sagen. Sie wehren sich zum Beispiel dagegen, dass ihnen etwas übergestülpt wird, und zeigen zuerst einmal ein deutliches Nein. Sie widersprechen und lernen und üben damit, aus eigenem Willen und aus eigenen Stücken Ja sagen zu können. Dies ist oft unbeholfen und wirkt manchmal ein wenig lächerlich aus unserer Erwachsenensicht oder macht uns hilflos, wenn wir es nur als Machtkampf verstehen. Doch dieser Prozess ist lebensnotwendig für die emotionale Entwicklung der Kinder. Über die Trotzphase lernen sie, ihren eigenen Willen zu entwickeln und zu unterscheiden, was für sie bekömmlich ist und was nicht.

Wenn Menschen wie Helen Mirko oder vielleicht auch Sie ein Trotzgefühl verspüren, dann bitten wir Sie, das ernst zu nehmen. Es ist ein Zeichen, dass Sie sich gegen etwas wehren. Sie müssen es nicht so ausdrücken wie ein dreijähriges Kind, aber: Nehmen Sie es ernst und nehmen Sie dieses Gefühl auch als Orientierung dafür, dass Sie sich gegen etwas zur Wehr setzen, ihm »trutzen«.

Gleiches oder Ähnliches gilt für eine andere Gefühlsregung, den stillen Ärger. Viele Menschen verspüren einen stillen Ärger, der so schwach oder so unscheinbar daherkommt, dass er sich nicht laut äußern mag. Manche Menschen sind auch gewohnt, ihren Ärger so schnell verstummen zu lassen, dass er sich kaum ihnen selbst bemerkbar macht. Der stille Ärger wird leicht übersehen und weggespürt, zumindest aber nicht ernst genug genommen. Und doch ist er ein wichtiges Signal.

Ärger ist das Gefühl, das auf Veränderung drängt. Wenn Sie sich über sich ärgern, dann wollen Sie etwas an sich verändern, dann passt Ihnen etwas nicht. Wenn Sie sich über andere Personen ärgern, dann sind Sie mit dem Verhalten dieser anderen Person nicht einverstanden. Auch das dringt auf Veränderung. Wenn Sie nun zu den Menschen zählen, die unter den Folgen der Traumaweitergabe durch die Kriegsgeneration leiden und einen stillen Ärger verspüren, dann nehmen Sie dies als Zeichen dafür, dass Sie mit etwas nicht einverstanden sind, dass etwas nach einem Nein, zumindest nach einer Veränderung schreit. Sie müssen nun nicht gleich aus dem stillen Ärger einen lauten und krawalligen Ärger werden lassen. Es darf durchaus reichen, wenn Sie innehalten und dem stillen Ärger nachspüren. Was sich daraus, aus diesem Selbst-Bewusstsein, für Konsequenzen ergeben, wird für jeden Menschen und auch für unterschiedliche

Situationen verschieden sein. Vielleicht ist es gut, wenn Sie sich einer Situation entziehen, vielleicht gilt es, leise, aber deutlich Nein zu sagen oder anders zu äußern, dass Sie etwas Bestimmtes nicht mehr möchten. Vielleicht steht auch eine laute Auseinandersetzung an. Sie werden es wissen, wenn Sie den stillen Ärger würdigen.

Das Trennungsbild

Wenn Sie zu den Menschen zählen, die unter der Traumaweitergabe früherer Generationen leiden und gleichzeitig Lust haben, sich malend damit auseinanderzusetzen, dann schlagen wir Ihnen folgendes Experiment vor:

Nehmen Sie zwei möglichst große Blätter Papier und farbige Stifte oder Kreiden. Legen Sie nun ein Blatt vor sich hin, und malen Sie in die eine Hälfte Ihres Blattes sich selbst und in die andere Hälfte des Papiers die Person oder die Personen, von denen Sie meinen oder sich sicher sind, dass Sie von ihnen Traumafolgen übernommen haben. Ob Ihr Gemälde realistisch oder abstrakt ist, ob Sie konkrete Gestalten, Strichmännchen bzw. -frauchen oder Farben und Formen zu Papier bringen, die Ihnen zu den Personen in den Sinn kommen, das ist Ihre eigene Entscheidung – und nur Ihre. Es geht nicht darum, ein möglichst künstlerisches Bild zu produzieren, sondern darum, das, was in Ihnen ist, zum Ausdruck zu bringen. Es geht um Ihr Erleben.

Wenn Sie dies nun gemalt haben, dann betrachten Sie das Bild. Möglichst aus verschiedenen Abständen und aus unterschiedlichen Perspektiven.

Und dann bitten wir Sie, das Bild in zwei Teile zu reißen. Trennen Sie sich selbst von den anderen Personen, auch wenn Ihnen dies vielleicht schwerfällt: Es geht nicht darum, eine absolute oder völlige Trennung herzustellen, sondern den Abstand zu vergrößern. Dabei besteht der erste Schritt darin, dieses Bild auseinanderzureißen.

Nehmen Sie nun die beiden Hälften des Bildes und legen Sie sie nebeneinander, sodass ein Abstand zwischen ihnen entsteht. Schieben Sie die beiden Bildhälften probeweise näher zueinander hin oder weiter voneinander weg, bis Sie den Abstand gefunden haben, der gerade stimmig ist. Vielleicht ist es der Abstand, der innerlich vorhanden ist, vielleicht ist es ein Abstand, den Sie sich wünschen? Folgen Sie Ihren Impulsen. Und nun legen Sie das zweite, das noch leere Blatt Papier so unter den Zwischenraum zwischen die beiden vorhandenen Bildhälften, dass der Abstand, die Innenfläche zwischen den beiden Hälften des ursprünglichen Bildes, durch Papier bedeckt ist, das jetzt bemalt werden kann. Überlegen Sie nun, wie Sie den Zwischenraum zwischen den beiden Hälften gestalten wollen, ob Sie Verbindendes oder Trennendes malen, welche Übergänge, welche Unterscheidungen und dergleichen mehr ... Malen Sie, gestalten Sie, lassen Sie Ihren Impulsen freien Lauf!

Sie können diesen Gestaltungsprozess allein durchführen und Ihr Trennungsbild erstellen. Dabei können Sie zu einigen Einsichten gelangen, die für Sie neu und vielleicht aufregend sind. Wir empfehlen Ihnen, diesen Prozess gemeinsam mit einer Person durchzuführen, der Sie vertrauen. Sie haben dann die Möglichkeit, zu erzählen, was Sie erleben. Die andere Person sollte Ihr Bild auf keinen Fall interpretieren oder deuten, sie darf neugierig sein und Ihnen zuhören, wie Sie Ihr Bild empfinden, was Sie sehen, was Ihnen auffällt ...

Und Sie können die andere Person um Fragen und vielleicht auch um Rückmeldungen bitten. Sie werden, da sind wir uns sicher, überraschende Erkenntnisse über sich selbst und Ihre Möglichkeiten, einen Schritt beiseite zu treten, sammeln und finden.

Der Familienregenbogen

Auch für diesen Vorschlag gilt, dass er leichter und ergiebiger durchzuführen ist, wenn eine andere Person des Vertrauens Sie begleitet. Auch wenn wir Sie damit langsam nerven: Wir bleiben beharrlich bei diesem Hinweis. Wieder geht es am Anfang des Prozesses darum, ein Bild zu malen. Die einzelnen Schritte sind:

Nehmen Sie ein möglichst großes Blatt Papier, und zeichnen Sie den Umriss eines großen Bogens, eines Regenbogens, also mit etwas Abstand zwei parallele gebogene Linien, auf das Blatt – von der einen Seite des Papiers bis zur anderen. Orientieren Sie sich dabei am Bild eines Regenbogens. Diesen definieren wir jetzt als einen »Familienregenbogen«, das heißt, er enthält nicht unterschiedliche Farben, zumindest nicht nur und schon gar nicht die »richtigen«, sondern wird vor allem die verschiedenen Familienmitglieder darstellen.

Damit das geschieht, unterteilen Sie nun nach und nach diesen Familienregenbogen in unterschiedliche Abschnitte, jeder Abschnitt steht für eine Person Ihrer Familie. Beginnen Sie mit sich selbst und den Menschen, die Ihnen am nahesten sind. Dann wenden Sie sich den Eltern zu, schließlich den Großeltern und weisen jeder Person einen Abschnitt auf dem Familienregenbogen zu.

Malen Sie nun die einzelnen Abschnitte mit Farben oder auch Formen aus. Schreiben Sie die Namen klein darunter, und geben Sie jedem Abschnitt vielleicht eine (oder auch mehrere Farben), die Ihnen zu dem jeweiligen Menschen einfallen, die dazu passen, wie Sie diesen Menschen erleben und wie er sich von anderen unterscheidet.

Irgendwann werden Sie den gesamten Familienregenbogen gestaltet haben. Wenn das ursprüngliche Papier nicht ausreicht, wenn nicht alle Personen hineinpassen, dann bauen Sie an. Legen Sie ein weiteres Blatt daneben, und erweitern Sie den Regenbogen, bis er passt.

All dies mag schon interessant oder spannend genug sein, wenn Sie nun betrachten, welche Farben Sie den einzelnen Familienmitgliedern gegeben haben, wie Sie diese auf dem Familienregenbogen angeordnet haben. Doch es kann noch weitergehen: Überlegen Sie nun, welche dieser Personen sicher oder möglicherweise in der Kriegs- oder Nachkriegszeit traumatisiert wurden. Kennzeichnen Sie diese Menschen, und führen Sie von diesen Personen aus Linien zu den Angehörigen der nächsten und dann auch der übernächsten Generation, die unter Traumafolgen gelitten haben oder leiden.

Suchen Sie nach Verbindungslinien. Malen Sie diese in den Bogen hinein oder um ihn herum, lassen Sie die Traumaweitergabe oder deren Folgen sichtbar werden, vielleicht auch den Widerstand dagegen, vielleicht auch die Versuche, ihnen auszuweichen ... Gestalten Sie mit Farben, mit Linien, mit Zeichen und Symbolen, mit Worten, wenn Sie mögen, und allem anderen, was Ihnen in den Sinn kommt.

Nach unserer Erfahrung führt die Gestaltung des Familienregenbogens fast immer dazu, dass den Menschen, die ihn gestalten, neue Aspekte der Traumaweitergabe deutlich werden. Er macht sichtbar, welche Verknüpfungen es gibt und wo ein Beiseite treten schon erfolgt ist und wo es weiterhin notwendig ist.

Als letzten Schritt können Sie nun diesen Familienregenbogen weiter gestalten und verändern. Dazu können Sie einzelne Bestandteile oder Abschnitte des Regenbogens auseinanderschneiden oder -reißen und neu zuordnen, in größerem Abstand oder anderer Reihenfolge ... Vielleicht wird auch kein Bogen daraus, sondern eine Welle oder Spirale oder ein ganz anderes Objekt ... Folgen Sie Ihren Impulsen, lassen Sie Ihrer Fantasie und Ihren Wünschen freien Lauf ...

Den Kampf aufgeben

Wenn uns Menschen begegnen, die sich mit den Traumafolgen ihrer Eltern oder Großeltern bewusst auseinandergesetzt haben, dann hören wir sehr oft von einem langen, langen Kampfgeschehen, das die Beziehungen zwischen den Generationen bestimmt hat. Dieser Kampf hat ermüdet, und es gab oft keine Chance, diesen Kampf zu gewinnen. Der Schrecken der Kriegstraumata war zu groß, als dass deren Folgen aus den Beziehungen zwischen Eltern und Kindern herausgehalten werden konnten. Das Schweigen war zu gewaltig, die Leere zu machtvoll, die Angst zu ungreifbar, als dass die Kinder oder Enkel eine Chance gehabt hätten, sich dagegen zu behaupten oder sie zu ersetzen. Bei Bürgerkriegen gibt es die Beobachtung von Historikern, dass sie entweder mit der Vernichtung einer der beiden Seiten enden oder durch die Erschöpfung beider Seiten. In manchen Familien ähnelt der Kampf zwischen den Generationen einem Bürgerkrieg, und wir begegnen oft der Erschöpfung, tiefer Erschöpfung.

Wenn Sie sich als Kämpfer oder Kämpferin gegen Windmühlen erleben und sich Frieden, inneren Frieden und Ruhe ersehnen, steht an, diesen sinnlosen Kampf aufzugeben. Doch wie macht man das? Wie kann Ihnen das gelingen? Das ist alles andere als leicht. Denn wir Menschenkinder lieben unsere Eltern oder Großeltern zunächst einmal bedingungslos und fühlen uns dafür verantwortlich, dass es ihnen gut und besser geht. Den Kampf aufzugeben setzen wir oft damit gleich, die Liebe und die Fürsorge für diese Menschen in Not aufzugeben. Falls Sie ähnlich denken oder fühlen, können wir Ihnen versichern: Sollte es Ihnen gelingen, das Feld dieses vergeblichen Kampfes zu verlassen, so ist das nicht damit gleichbedeutend, dass Sie Ihre Eltern oder Großeltern nicht lieben beziehungsweise sich ihnen gegenüber nicht fürsorglich genug verhalten. Im Gegenteil, um die Liebe zu leben und um wirklich für Ihre Eltern und Großeltern, für die Menschen, die Kriegstraumata erfahren haben, sorgen zu können, ist es oft notwendig, diesen Kampf aufzugeben. Diese Haltung ist wesentlich, um beiseite treten zu können, um die Beziehung zu entlasten und sich selbst aus der Anstrengung zu entlassen. Erst wenn Sie diesen Kampf aufgeben können, kann das, was an Liebe, Zuneigung, Mögen, Sorgen, was auch immer wie auch immer vorhanden ist, lebendig und frei werden – zumindest freier als zuvor.

Vielleicht probieren Sie es aus, den Satz einmal zu denken oder auch laut vor sich hinzusprechen: »Ich gebe diesen Kampf auf!«

Wie fühlt sich das an? Vielleicht traurig? Vielleicht zornig? Vielleicht trotzig? Vielleicht verzweifelt? Vielleicht auch etwas erleichtert? Wir fordern Sie nicht auf, »einfach aufzugeben«, denn einfach ist das nie. Aber wir bitten Sie, sich mit dieser Möglichkeit auseinanderzusetzen und diese Möglichkeit und damit sich selbst ernst zu nehmen. Scheitern Sie! So »unmöglich« sich das für Sie und andere anhören mag: Scheitern kann Kraft freisetzen für anderes, für Neues, für Ihr Leben und für eine andere Art von Begegnungen mit Ihren Eltern oder Großeltern. Wenn die Eltern einen enormen Leistungsdruck leben, der für sie notwendig war, um die Kriegsfolgen zu überleben, und Sie seit Jahren oder Jahrzehnten dagegen kämpfen, diesen Druck umzuwandeln, dann kann es sein, dass Sie dabei scheitern, gescheitert sind. Der dauerhafte Kampf um etwas, was man nicht gewinnen kann, ermüdet und erschöpft. Er absorbiert so viel Energie, die Sie für Ihr Leben und Ihre Lieben brauchen können.

Der stillen und der lauten Trauer Raum geben

Wenn Menschen einen Kampf aufgeben, wenn sie beiseite treten, wenn sie sich von der jahre- oder jahrzehntelangen Beschäftigung mit den Traumafolgen abwenden, zumindest in der Weise, wie sie sich bislang damit auseinandergesetzt haben, dann ist dies traurig. Trauern ist das Gefühl des Loslassens, Trauern begleitet das Loslassen und ist sein Ausdruck. Ohne Trauern kein Loslassen. Wenn solche traurigen Gefühle lebendig werden, dann ist das gut, weil Sie dann etwas loslassen, was Sie belastet, weil Sie die Folgen der Traumata loslassen, die an Sie weitergegeben wurden, und Sie sich so der Welt zuwenden, neue Qualitäten des Lebens entdecken können. Beiseite zu treten ist oft mit Gefühlen der Traurigkeit verbunden, und der erste und wichtigste Schritt besteht darin, das zu respektieren und zu akzeptieren.

Deswegen bitten wir Sie, Ihrer Traurigkeit Raum zu geben und nicht gegen sie anzukämpfen. Am besten und erfolgversprechendsten gelingt dies, wenn Sie diese Traurigkeit mit anderen Menschen teilen. (Dieser Hinweis wird Sie nicht mehr überraschen.) Doch oft ist dies für Sie als Angehörige der zweiten und dritten Generation sehr schwierig, da die Menschen, die unter den Kriegstraumata gelitten haben und unter ihren Folgen leiden, in der Regel nicht trauern konnten und vor allem ihre Traurigkeit nicht teilen konnten. Angesichts solcher Vorbilder der Trauervermeidung oder des Versteckens von Traurigkeit, ist es hilfreich, mit kleinen Schritten zu beginnen, der Trauer einen Ausdruck zu verleihen.

Oft ist die Trauer erst einmal sehr leise und kommt still daher. Schreiben Sie auf, was Sie traurig macht. Kreuz und quer, unsortiert. Überlassen Sie sich dem Fluss Ihrer Gedanken, Ihrer Erinnerungen, inneren Bilder und Einfälle, all dem, was Ihnen in den Sinn kommt. Das kann ein Anfang sein, ein erster Schritt, dem weitere folgen können.

Für viele Menschen ist es hilfreich, dabei eine Musik zu hören, die ihrer Trauer entspricht und die sie zugleich tröstet. Also keine Trauerwegmach-Musik im Sinne von »Wir dürfen nie traurig sein, und alles muss immer Frohsinn bedeuten«, nein, ganz und gar nicht. Trauer braucht Raum. Wenn Sie eine Musik auswählen und hören, die Ihrer Trauer Raum gibt und Ihr Traurigsein unterstützt, dann werden Sie merken, dass sich diese Trauer dabei verändert, dass sie an Kraft und Druck verliert, weicher wird, dahinfließt, manchmal dahinschmilzt.

Und dann kann die Trauer auch eine Stimme bekommen, laut werden, indem Sie selber sie aussprechen, indem Sie selber sie erklingen lassen mit eigenen Tönen, mit Bewegungen und anderem mehr. Oft hilft es dabei, sich zu bewegen und hin und her zu gehen, und vor allem hilft es, Trauer mit anderen Menschen zu teilen, sie auszusprechen, sie mitzuteilen!

Das Tränenkrüglein

Ein schöner Weg, mit der Trauer umzugehen, die beim Loslassen, beim Beiseite treten so häufig auftritt, fußt auf einem Gedicht von Rainer Maria Rilke. Das Gedicht heißt »Tränenkrüglein«. Ein Auszug:

Andere fassen den Wein, andere fassen die Öle
in dem gehöhlten Gewölb, das ihre Wandung umschrieb.
Ich, als ein kleineres Maß und als Schlankeste, höhle
mich einem anderen Bedarf, stürzenden Tränen zulieb.

Wir kennen viele Menschen, die allein schon das Bild des Tränenkrügleins erleichtert, das vor ihrem inneren Auge entsteht, wenn sie diese Zeilen lesen. Die Vorstellung, dass es einen Ort für die Tränen der Trauer gibt, kann trösten. Wir kennen andere, die ein Gefäß genommen haben, meist eine schöne Vase, eine Schüssel oder einen Krug, und diesem als Tränenkrüglein einen besonderen Platz in ihrer Wohnung gegeben haben. Wenn sie traurig sind, schreiben sie einen Satz oder ein Stichwort auf einen Zettel und legen ihn in das Tränenkrüglein ... Oder vielleicht mögen Sie Ihre Hände zu einer Schale formen, die Ihre Tränen aufnimmt, sie birgt und dann an einem guten Platz loslässt.

KAPITEL 6

Wie Sie Ihre eigene Persönlichkeit würdigen

Wir haben uns im vorherigen Kapitel bemüht, Ihnen die eine oder andere Hilfestellung beim »Schritt beiseite« zu geben. Wir haben dabei auf Ihren Wunsch und Ihre Bereitschaft vertraut, diesen Schritt beiseite zu tun und ausprobieren zu wollen. Uns ist es ein Anliegen, Sie, die Kinder und Enkel der Kriegsgeneration, auf dem Weg zu einem selbstständigen und mit anderen Menschen verbundenem guten Leben zu begleiten. Wir sind sicher: In dem Maße, wie Sie sich aus den Verwindungen, Verwirrungen und Verwebungen, dem »Clinch« mit den Traumafolgen lösen, können Sie mehr und mehr Ihre eigenständige Persönlichkeit würdigen. Und: Je besser und konkreter Sie wiederum Ihre eigenständige Persönlichkeit würdigen können, desto leichter und klarer können Sie die Nachwirkungen der Traumafolgen reduzieren und den »Schritt beiseite« vollziehen. Wir werden Ihnen deshalb, so wie Sie es schon von uns kennen, in diesem Kapitel einige weitere Hinweise geben. Betrachten Sie sie als Vorschläge, als Anregungen, die wir Ihnen unterbreiten, weil Sie sich nach unseren Erfahrungen bewährt haben. Wir können und werden jeden einzelnen Vorschlag nur kurz skizzieren, da Sie selbst ihn mit konkreten Inhalten und konkretem Leben füllen müssen und können. Probieren Sie aus, beißen Sie ein bisschen in den Apfel, um zu merken, ob er Ihnen »schmeckt«, und entscheiden Sie, was Ihnen gefällt und was Sie weiterverfolgen mögen.

Der eigene Rucksack

Erinnern Sie sich an unseren Vorschlag, den schweren, zu vollen Rucksack, den Sie möglicherweise als Last traumatisierter Eltern oder Großeltern mit sich herumtragen, Schritt für Schritt zu entleeren?

Haben Sie dies getan – im sprichwörtlichen oder übertragenen Sinn – oder sind Sie noch dabei, so werden Sie hoffentlich bemerkt haben oder bemerken, dass die Last geringer wird und mehr Platz und Energie da ist, sich selbst zu spüren. Um bei dem Bild zu bleiben: Packen Sie sich nun einen eigenen »Rucksack«, den Sie mit Erfahrungen, die Ihnen in Ihrem Leben wichtig sind, füllen. Vielleicht gehören in diesen Rucksack auch Gegenstände aus dem anderen, zu schweren Rucksack, die Ihnen lieb und wichtig sind und die Sie behalten wollen. Eine Möglichkeit, Erfahrungen, die Sie gerne bewahren und mit sich herumtragen möchten, zu sammeln, besteht natürlich darin, dafür weitere symbolische Gegenstände auszuwählen und in den Rucksack zu legen. Oder aber Sie machen es sich ganz konkret leicht:

Reißen oder schneiden Sie sich aus einem Blatt Papier mehrere kleine Zettel. Auf jeden dieser Zettel schreiben Sie ein Stichwort. Jedes Stichwort symbolisiert eine Lebenserfahrung, die Ihnen wichtig ist und die Sie ganz bewusst in Ihren eigenen Rucksack packen wollen, die Sie behalten und bewahren wollen. Zum Beispiel: »Meeresblick«, »Geburt unserer Tochter« oder »als ich meiner Frau/meinem Mann meine Liebe erklärt habe« …

Sammeln Sie solche Zettel in Ihrer Art von Rucksack, in einem Tuch, in einem Beutel, in einer Dose, wo auch immer Sie sie aufbewahren möchten. Sie können sie jederzeit ergänzen.

Auf diese Weise können Sie aus dem ererbten Rucksack Ihren eigenen machen, der Ihrer Person würdig ist.

Andere Vorbilder

Für uns als Kinder sind die naheliegenden Vorbilder, über die wir leben lernen, die wir uns einverleiben, unsere Bezugspersonen, zumeist unsere Eltern und Großeltern. Sind sie kriegstraumatisiert und leiden Sie als Kinder und Enkel der Kriegsgeneration unter dem, was Sie sich einverleibt haben, dann ist es einerseits ein wichtiger Schritt, Distanz zu diesen Vorbildern zu schaffen, indem man sie deutlich und kritisch sieht. Wenn es Ihnen gelungen ist, auf diese Weise Abstand zu solchen Vorbildern herzustellen, dann können Sie die Lücke zu Ihren Gunsten füllen, indem Sie sich nun die Frage stellen, welche Vorbilder Sie selbst auswählen würden: Wen erachten Sie als beispielhaft? Von welchen Menschen mögen Sie etwas übernehmen? Wer darf Sie beeinflussen?

Nehmen Sie Papier und Stift, und schreiben Sie die Menschen auf, die Ihnen wichtig sind und als Vorbild infrage kommen. Dies können Menschen sein, die Sie persönlich kennen, aber auch Leute aus Politik, Kultur, Wissenschaft ... lebende und verstorbene Menschen ... reale und fiktive. Notieren Sie alles und alle, die Ihnen in den Sinn kommen, möglichst unzensiert. Und dann wählen Sie diejenigen aus, die Ihnen besonders wichtig sind – ein, zwei, vielleicht auch drei Menschen, die Sie als Vorbilder oder als vorbildlich betrachten. »Vorbildlich« in unserem Sinne heißt nicht »heilig«, »auf einem Podest stehend« oder »unerreichbar«, sondern ein Mensch mit Stärken und Schwächen.

Wenn Sie sich auf diesen Weg begeben, bedenken Sie, dass für manche Menschen ein Vorbild wie eine Zwangsjacke ist. In deren Verständnis muss einem Vorbild mehr oder weniger unkritisch, ja sklavisch angehangen werden. Wenn Sie die Bezeichnung »Vorbilder« mit einem solchen Verständnis verknüpfen, dann wählen Sie dafür ein anderes Wort, das Ihnen besser zusagt. Wir meinen mit Vorbild kein Zwangsvorbild, das uns einengt und reduziert, sondern Menschen, von denen wir uns gerne beeinflussen lassen, von denen wir gerne etwas übernehmen wollen. Freiwillig, nie alles, sondern das, was uns persönlich wichtig ist.

Wenn Sie in diesem Sinne eines oder mehrere Vorbilder gefunden und gewählt haben, dann überlegen Sie, welche Aspekte Ihnen wichtig sind, und sortieren Sie, um daraus Nutzen zu ziehen für die Würdigung Ihrer eigenen Persönlichkeit: Welche Aspekte bekräftigen Ihre Ihnen bekannten Eigenschaften? Welche bisher naheliegenden, aber unbeachteten oder vernachlässigten Eigenschaften dürfen ans Licht treten? Und welche Aspekte wollen Sie sich selbst als Erweiterung Ihrer Persönlichkeit schenken?

Nach Vorbildern zu schauen ist wichtig. Wir Menschen können unsere eigene Persönlichkeit nicht nur aus uns selbst heraus entwickeln. Wir befinden uns ständig in Wechselbeziehungen zu anderen Menschen. Wir lernen durch Vorbilder und orientieren uns auch an ihnen. Dies geschieht meist unbewusst. Umso wichtiger ist es, sich dessen möglichst bewusst zu werden und den Vorbildern, unter denen wir Menschen gelitten haben, andere entgegenzusetzen, die wir bewusst wählen und an denen wir uns orientieren.

Die drei Kostbarkeiten

Wenn Sie in ein thailändisches oder chinesisches Restaurant gehen und die Speisekarte betrachten, werden Sie häufig ein Gericht finden, das sich »Die drei Kostbarkeiten« oder »Die sieben Kostbarkeiten« nennt. Es enthält *the best of*, diejenigen Gerichte, die in dem Restaurant als am meisten den Geschmacksinn verwöhnend empfohlen werden.

Lassen Sie sich dadurch anregen, nach den Kostbarkeiten zu schauen, die Ihnen innewohnen.

Was sind Ihre drei (oder fünf oder sieben) Kostbarkeiten? Welche Eigenschaften, welche Gefühle oder sonstigen Erlebensqualitäten, welche Verhaltensweisen, welche Erfahrungen, welche Fähigkeiten sind Ihnen eigen und besonders kostbar? Sammeln Sie und notieren Sie diese. Halten Sie fest, was Ihnen einfällt. Und wenn Ihnen nichts oder nicht genug zu Ihrer eigenen Würdigung einfallen sollte, dann fragen Sie andere Menschen. Wir sind sicher, anderen Menschen, die Sie mögen, fällt etwas dazu ein.

Wählen Sie drei Kostbarkeiten aus oder wenigstens eine oder zwei. Für den Anfang. Der Rest kann folgen.

Nach eigenen Kostbarkeiten Ausschau zu halten, fällt vielen Menschen schwerer, als nach Unzulänglichkeiten und Fehlern zu suchen. Umso wichtiger ist es, dieser Suche Raum zu geben und sich zu würdigen.

Finden Sie für jede Kostbarkeit einen Klang, oder malen Sie dieser Kostbarkeit ein Bild auf eine weiße Postkarte oder ein anderes Blatt Papier. Wenn Sie diese Arten des Ausdrucks nicht mögen, schreiben Sie sie sich wenigstens auf ein Blatt. Halten Sie sie fest!

Die Suche nach der Meinhaftigkeit

»Meinhaftigkeit« – was bedeutet das? Vielleicht lassen Sie sich dieses Wort zunächst einmal neugierig auf der Zunge zergehen und achten auf das, was Ihnen spontan dazu einfällt. Was »haftet« an mir? In mir? Der Wortteil -haftig bezeichnet das, womit man »verbunden«, »gebunden«, »schwanger« ist. Meinhaftigkeit ist ein philosophischer und vielleicht auch Sie persönlich ansprechender und anregender Begriff: Wovon sind Menschen, wovon sind Sie sich sicher, dass es zweifellos und selbstverständlich zu Ihnen gehört? Sie werden zum Beispiel nicht bezweifeln, dass die Nasenspitze, die Sie berühren, ein Teil Ihrer Nase und Ihres Körpers ist. Meinhaftigkeit auf den Körper bezogen zu verstehen ist relativ einfach und unzweideutig. Komplexer und komplizierter wird es, wenn es um Eigenschaften, um Gefühle, um Verhaltensweisen und gar um Ererbtes und anderes mehr geht, das nicht so griffig zu erfassen ist. Die Traumaweitergabe über die Generationen hinweg hat ja gerade bewirkt, dass vieles, was zu den Traumafolgen der Eltern oder Großeltern und damit der Kriegsgeneration gehörte, so an Sie weitergegeben wurde, dass es zu Ihrem wurde, *auch* zu Ihrem. Viele dieser Traumafolgen, wie zum Beispiel Ängste, an den Absender zurückzusenden, ist die eine Seite des Prozesses, die andere Seite besteht darin, die eigene Meinhaftigkeit zu suchen und zu stärken.

Besprechen Sie mit einem anderen Menschen Ihre Meinhaftigkeit. Nutzen Sie die Möglichkeiten des Gesprächs mit einer Person Ihres Vertrauens. Gehen Sie den Fragen nach: Wie sieht meine Gefühlswelt aus? Welche Gefühle sind besonders typisch oder charakteristisch für mich? Welche vermeide ich eher? Was bin ich für ein Kommunikationstyp – gehe ich eher auf andere zu, oder lasse ich andere auf mich zukommen? Was sind sonst wichtige Eigenschaften von mir? Welche Charakteristika fallen auf in meinem Verhalten, in meiner Sprache oder in anderen Äußerungen? Welche Werte vertrete ich? Was liebe ich? Was hasse ich? Was ist mir gleichgültig? …

Um unsere Meinhaftigkeit zu erkennen und wahrzunehmen, was wirklich unseres ist, brauchen wir den Spiegel anderer. Die Suche nach der Meinhaftigkeit ist nicht mit einem Gespräch getan. Es ist ein andauernder Prozess, der das ganze Leben begleiten kann und sollte. Was ist meines? Was möchte ich wirklich? Was gehört zu mir und was nicht? Begeben Sie sich auf den lohnenden Weg, Antworten auf diese und andere Fragen zu finden. Es lohnt sich.

Würdigen, was ist: auch das am Wegesrand

Die meisten Menschen beschäftigen sich wie selbstverständlich mit den alltäglichen Aufgaben, mit dem, was als wichtig hervorsticht, sich in den Vordergrund drängt, ihnen entgegenkommt und sie fordert. Insbesondere wenn viel Energie durch die Auseinandersetzungen mit den Traumafolgen der Kriegsgeneration verwendet werden muss, kommt dann ebenso selbstverständlich das, was am Rande der Aufmerksamkeit liegt, oft zu kurz.

Stellen Sie sich Ihren Lebensweg als eine Straße oder einen Weg vor, über den Sie laufen. Lassen Sie Ihrer Fantasie freien Lauf, in welcher Landschaft Sie sich dabei bewegen. Sie haben Ziele vor sich und können in die Zukunft schauen, zumindest in eine Zukunft, die Sie erreichen wollen, die Sie anstreben. Sie können auch den Blick zurückwenden auf die Wegstrecken, die hinter Ihnen liegen ... Und während Sie nun weitergehen auf diesem Lebensweg, sehen Sie auch rechts und links am Wegesrand Kleinigkeiten, möglicherweise Unscheinbares, was dem ersten Blick der Aufmerksamkeit entgeht. Betrachten Sie das, was sich in Ihrem jetzigen Leben am Wegesrand befindet ...

Entdecken Sie dabei die kleinen Kostbarkeiten, denen Sie im Alltag zu wenig Beachtung schenken. Dazu mag der Genuss eines guten Frühstücks gehören oder der Spaß, die Sportnachrichten in der Zeitung zu lesen, die Freude über den Anruf des Sohnes oder die freundliche Begrüßung der Arbeitskollegin ... Wir möchten Sie ermutigen, ein Fan von Kleinigkeiten zu werden und das Unscheinbare in Ihrem Alltag zu betrachten und zu würdigen.

Leitsätze statt Leidsätze

In jeder Familie gibt es Leitsätze. Manche sind unausgesprochen, manche werden immer wieder formuliert. Sie leiten durch das Familienleben und bieten im besten Fall eine Orientierung für die Familienidentität, tragen dazu bei, den Zusammenhalt einer Familie zu unterstützen. Im guten Fall lässt sich für die Familienmitglieder damit gut leben.

Aber leider gibt es auch Leitsätze wie diese: »Nichts darf wirklich gut sein.« Eine Tochter zum Beispiel bekam ein Kind und erlebte dabei eine glatte und schöne Geburt. Doch ihre Mutter sagte abfällig und bitter:

> *»Das war ja nichts. Da hast du mal wieder unverschämtes Glück gehabt. Warte doch mal ab, bis du eine richtige Geburt hast. Dann kannst du erst mitreden.«*

Leitsätze wie diese werden oft von Generation zu Generation weitergegeben. Insbesondere gilt dies für Familien, in denen die älteren Generationen Kriegstraumata erleben mussten. Hinter diesen Traumata steht alles zurück, was als gut und glücklich erlebt wird. Die Schwere, die Not, die Mühsal nehmen das ganze Erleben ein und beeinflussen die Art und Weise, wie alle anderen Geschehnisse beurteilt werden. Bei der zweiten Generation kann es gar nicht anders ankommen, als ob ihnen das Glück nicht gegönnt wird, als ob nichts gut sein darf.

Einen solchen Leitsatz: »Nie darf etwas gut sein, was nicht mit Mühsal erkauft wurde«, zu erkennen und wahrzunehmen, dass er als Leidsatz erlebt wurde und wird, ist ein erster Schritt. Doch damit ist es zumeist nicht getan, es braucht noch einen zweiten Schritt, nämlich diesen Leidsatz durch einen anderen Satz, durch einen neuen Leitsatz, zu ersetzen.

Ein solcher neuer Leitsatz könnte in unserem Beispiel lauten:

> *»Alles, was ich als gut erlebe, ist gut. Egal, ob ich dafür kämpfen musste oder ob es mir in den Schoß gefallen ist.«*

Sie werden sicherlich ausgesprochene oder unausgesprochene Leitsätze in Ihrer Familie kennen.

Notieren Sie Leitsätze aus Ihrer Familie, die Sie als Leidsätze erfahren und erlebt haben. Sprechen Sie mit anderen darüber. Setzen Sie ihnen Ihre eigenen Leitsätze entgegen!

Sie werden merken, dass die Leidsätze damit nicht getilgt sind. Was Sie aber dadurch erreichen können, ist, achtsam dafür zu sein, wenn Ihnen ein solcher Leidsatz begegnet. Und dann können und werden Sie sich an Ihren neuen Leitsatz als Schritt beiseite erinnern, der Sie in Ihrer Meinhaftigkeit, in der Würdigung Ihrer eigenständigen Persönlichkeit unterstützt.

Zugreifen

Das Greifen ist ein grundlegender Impuls, eine grundlegende Bewegung, mit der Menschen sich in der Welt orientieren. Kinder greifen nach der Mutter oder dem Vater, sie greifen nach Spielzeug, nach der Flasche, nach der Brust, nach allem, was sie interessiert. Kinder be-greifen die Welt. Auch Erwachsene greifen, immer wieder. Ist das, was Menschen greifen wollen, nicht vorhanden oder entzieht es sich ihnen, greifen sie ins Leere, machen sie Erfahrungen mit dem Nichts. Wer nicht mehr in die Welt hinausgreifen kann und darf, wird irgendwann seine Neugier und Entdeckungsfreude durch Furcht und Zurückhaltung ersetzen.

Greifen ist auch eine Begegnung zwischen Menschen. Menschen greifen nach anderen Menschen und werden von ihnen ergriffen. Das hilft, sich zu spüren. Das kann aber auch bedeuten, dass Menschen durch andere Menschen verletzt oder entwürdigt werden, weil ihre Grenzen missachtet werden. Die Folge dieser Erfahrung, gewalttätig »ergriffen« worden und ohnmächtig dem »Zugriff« ausgeliefert worden zu sein, führt bei traumatisierten Menschen oft dazu, dass sie nicht mehr greifen können, manchmal auch nie mehr greifen wollen, um nicht so zu werden wie die Täter/innen.

Durch die Traumaweitergabe der Kriegsgeneration, deren Greifen oft durch die Traumaerfahrungen geprägt wurde, mussten Sie, die Kinder und Enkel, wahrscheinlich erleben, dass es »nichts zu greifen« gab. Vieles in der Familienatmosphäre war diffus und nebelig, immer wieder haben Sie etwas erahnt oder vermutet, aber nicht wirklich zu greifen bekommen. Dies zu erkennen und zu bedauern ist ein wichtiger Schritt, um beiseite zu treten. Doch dann bedarf es eines weiteren Schrittes: das Greifen neu und anders zu lernen.

Wir haben beobachtet, dass es vielen Menschen hilft, neue Greiferfahrungen buchstäblich zu erfahren:

> *Greifen Sie nach unterschiedlichen Gegenständen, ertasten Sie sie, fühlen Sie sie, spüren Sie die Raufasertapete oder das glatte Holz, die Rinde oder den Stoff des Vorhangs ... Und üben Sie, nach anderen Menschen zu greifen, nach deren Händen, nach deren Gesicht (wenn diese das zulassen und wollen) ... Greifen Sie zart, und greifen Sie fest, greifen Sie zaghaft oder zärtlich, suchend oder fordernd ... Testen und erproben Sie Ihre Greifmöglichkeiten ...*

Wenn Menschen lange ins Nebelige greifen mussten beziehungsweise nichts zu greifen hatten, dann ist es sinnvoll, das Greifen neu zu üben. Wer etwas nicht be-greifen konnte, braucht die Erlaubnis, die Ermutigung, das Recht und die Erfahrung, nach Dingen und Menschen zu greifen. Deswegen möchten wir Sie anstiften, auf Ihre eigene Art und Weise neue Erfahrungen des Greifens und Begreifens zu machen. Sie werden einiges begreifen, was Ihnen bisher unfassbar und unverständlich war.

Mein Boden

Das Wort »Boden« gehört zu den zahlreichen Begriffen des Erlebens, die doppeldeutig sind. Mit Boden bezeichnen wir den Fußboden, den wir unter den Füßen haben, den wir spüren können, auf dem wir stehen und uns bewegen. Und Boden wird im übertragenen Sinne genutzt als das, was uns Sicherheit und Halt gibt. Dass Menschen mit kriegstraumatischen Erfahrungen ihren Boden verlieren, dass dieser Boden zumindest erschüttert ist, wird Ihnen in diesem Buch oft genug begegnet sein.

Diese Erschütterung, diese Verunsicherung gehören zu den wichtigsten Elementen der Traumaweitergabe, die Sie als Kind oder Enkel wahrscheinlich mitgenommen und mitbekommen haben. Vielleicht spüren Sie in Ihrem Leben einen relativ sicheren Boden, vielleicht ist dieser Boden aber auch, zumindest zeitweilig, brüchig, und Sie fühlen sich verunsichert. Dann ist es wichtig, dass Sie sich damit beschäftigen, was für Sie einen sicheren Boden ausmacht bzw. ausmachen sollte.

Nehmen Sie ein leeres Blatt, das Sie malend oder schreibend füllen werden. Das Thema: Mein Boden. Sammeln Sie alles, was Ihnen zu Ihrem Boden einfällt, was Ihnen sicher ist und Standfestigkeit verleiht. Dazu können soziale Beziehungen ebenso zählen wie Erfahrungen, Kompetenzen, materielle Sicherheit, Ihr Glauben und Ihre Werte sowie die Welt Ihrer Gefühle. Lassen Sie sich Zeit, schweifen Sie mit Ihren Gedanken und Ihren Einfällen hierhin und dorthin, und nehmen Sie auch ernst, was Ihnen am Anfang nebensächlich erscheint …

Die Beschäftigung mit Ihrem Boden, mit dem, was Sie haben, was Sie können, wer Sie sind, verhilft dazu, einen wesentlichen Aspekt Ihrer eigenständigen Persönlichkeit zu würdigen und gleichzeitig den Verunsicherungen, die möglicherweise über die Traumaweitergabe erfolgt sind, Sicherheit und Stabilität entgegenzusetzen. Das sind Sie!

Aufrichten

Wer einen sicheren Boden unter sich spürt, kann sich auf diesem Boden aufrichten. Auch hier gilt die Doppeldeutigkeit des Wortes: Sie können sich aufrichten im körperlich-motorischen Sinn. Und Sie können mit der Bezeichnung »sich aufrichten« auch einen Weg beschreiben, der aus einer Erniedrigung und Verunsicherung hin zu größerer Selbstsicherheit und Autonomie führt. Nutzen Sie beide.

Machen Sie ein kleines Experiment. Stellen Sie sich auf einen Platz in dem Raum, in dem Sie sich gerade befinden, und lassen Sie sich »hängen«. (Das geht auch ähnlich im Sitzen.) Und dann bemühen Sie sich darum, sich Schritt für Schritt aufzurichten. Setzen Sie dabei »aufrichten« und »aufrecht« nicht mit »gerade« gleich. Es geht nicht darum, ob Sie im Sinne einer Ideallinie gerade sind, sondern darum, ob Sie sich aufrecht fühlen. (Das wird vielleicht gar nicht so einfach sein. Denn möglicherweise haben Sie als Kind von Kriegseltern oft »Sitz gerade« im Sinne einer militärischen Haltung gehört.)

Spüren Sie zuerst den Boden unter Ihren Füßen, und versuchen Sie nun, Ihre Fußgelenke über den Füßen aufzurichten, dann die Unterschenkel und die Kniegelenke, dann die Hüftgelenke, dann den Beckenboden, die Wirbelsäule Wirbel für Wirbel und so weiter und so weiter, bis Sie Ihren Kopf auf dem »Atlas«, dem oberen Knochen der Wirbelsäule, liegen spüren.

Überprüfen Sie die Spannung in den Schultern, im Becken und auch in Ihrem Kinn. Und dann, wenn Sie sich aufgerichtet haben, gönnen Sie sich einige Atemzüge, und sagen Sie sich: »So stehe (oder sitze) ich hier aufgerichtet und aufrecht. So aufrecht, wie ich jetzt bin, so aufrecht und so aufrichtig, wie es gerade geht.«

Sie werden wahrscheinlich spüren, dass der körperliche Prozess des Aufrichtens auch mit dem Lebensprozess des Aufrichtens in Verbindung steht. Dass Sie in der aufrechten Haltung sich und Ihre Umgebung anders spüren, als wenn Sie sich »hängen« lassen oder sich unter der Last, die Sie tragen, zusammenkrümmen. Das Aufrichten als körperlicher Prozess kann das seelische Aufrichten unterstützen. Nutzen Sie es dafür.

Rückendeckung

Damit Menschen sich aufrichten können, brauchen sie oft den Halt und die Unterstützung anderer Menschen. Menschen neben sich, an die sie sich anlehnen können, oder aber auch Menschen, die ihnen Rückendeckung geben.

Halt, Unterstützung, Anlehnen, Rückendeckung – dies alles sind wieder einmal Begriffe mit Doppelcharakter. Nutzen wir ihre konkrete und ihre im weitesten Sinn seelische Bedeutung.

Beschäftigen Sie sich mit der Frage: »Welche Menschen geben mir in meinem Leben Rückendeckung? Welchen Menschen vertraue ich?«

Und umgekehrt: »Welchen Menschen schenke ich kein oder nur wenig Vertrauen? Von welchen Menschen befürchte ich, dass sie mir in den Rücken fallen? …«

Gerade wenn Menschen Folgen von traumatischen Kriegserfahrungen erleiden mussten, wenn sie in den »Abgrund« gefallen sind und Haltlosigkeit und Alleinsein erleben mussten, haben sie oft auch viel von Beziehungsverunsicherungen erfahren, und dazu gehört das Misstrauen gegenüber anderen Personen. Als Angehörige der zweiten oder dritten Generation haben Sie möglicherweise »in die Wiege gelegt« bekommen, anderen gegenüber grundlegend misstrauisch zu sein und an Beziehungsverunsicherung zu leiden. Für die meisten traumatisierten

Menschen jeder Generation und deren Erben gilt, dass es nicht immer leicht ist, Rückendeckung anzunehmen und anderen zu vertrauen, dass sie Rückendeckung geben. Wir wissen, dass es verwegen wäre, Sie aufzufordern, »einfach so« andere Menschen um Rückendeckung zu bitten. Doch wir haben die Erfahrung gemacht, dass es glücklicherweise oft mehr Menschen im Lebensumfeld gibt, die vertrauenswürdig sind und gerne Rückendeckung anbieten, als Menschen, die unter der Traumaweitergabe gelitten haben und leiden, wahrnehmen oder wahrnehmen können. Deswegen möchten wir Ihr Augenmerk darauf lenken.

Viele Menschen, die die Erfahrung machen mussten, anderen Menschen ausgeliefert zu sein, befürchten, sich anderen Menschen wieder auszuliefern. Das ist mehr als verständlich, denn wer einmal dem Schrecken ausgeliefert war, will das nie wieder. Ihre Kinder und Enkel haben oft diese Angst geerbt. Konkret bedeutet das, dass die Vorstellung, sich an eine andere Person anzulehnen und mit ihr buchstäblich Rücken an Rücken zu stehen, die Sorge auslöst, sich aufzugeben: »Wie soll ich sicher sein, dass die andere Person mich halten kann? Mit meinem Gewicht? Ich falle bestimmt um.« Wir schlagen Ihnen vor, folgendes kleine, dosierte Experiment zu machen:

> *Wählen Sie sich eine Person, der Sie vertrauen, und stellen Sie sich Rücken an Rücken oder Seite an Seite. Und nun lehnen Sie sich an, aber gerade so weit, dass Sie gleichzeitig noch Ihren eigenen Stand haben UND Unterstützung erhalten: »Ich stehe und ich kann für mich stehen UND ich kann Rückendeckung erfahren!«*

Rückendeckung und Eigenständigkeit müssen, und das zeigt dieses Experiment, kein Gegensatz sein. Sie können beides miteinander verbinden.

Mein innerer Kern

Sie haben wie alle Menschen einen inneren Kern. Diesen inneren Kern finden Sie auf keinem Röntgenbild und in keinem Anatomieatlas. Sie spüren ihn als inneren Ort, als Zentrum, als zentralen Ort, von dem aus Sie Entscheidungen treffen, die Welt beurteilen und sich in die Welt hineinbewegen. Wie Sie diesen inneren Ort bezeichnen, ist zweitrangig. Wichtig ist, dass es ihn in Ihrem Erleben gibt und dass Sie ihn wahrnehmen und achten. Die Fähigkeit, einen solchen inneren Ort zu entwickeln und zu nutzen, wohnt jedem Menschen inne. Und doch ist die Entfaltung dieses inneren Kerns auch abhängig von den Erfahrungen, die Sie und andere mit anderen Menschen machen. Wir Menschen brauchen andere, die unseren inneren Kern achten und die Fähigkeit und die Art und Weise, wie wir uns von unserem Kern aus in die Welt hineinbewegen, respektieren. Wir brauchen auch wohlwollende Gegenüber, mit denen wir uns reiben und streiten können. Wir brauchen lebendigen Kontakt und lebendige Auseinandersetzungen, an denen unser innerer Kern wachsen kann.

Was geschieht nun, wenn Menschen traumatische Erfahrungen machen? Ihr innerer Kern wird verletzt. Bei manchen wird er sehr schwach, und sie können nur noch schwer Entscheidungen treffen, andere umgeben als Reaktion auf Unaushaltbares ihren inneren Kern mit einer Schutzmauer, sie werden dogmatisch und starr und sind kaum noch in der Lage, »weich« auf unterschiedliche Situationen und unterschiedliche Menschen zu reagieren. Manchmal ist der innere Kern so sehr angegriffen und fühlen sich traumatisierte Menschen so sehr von anderen zerstört, dass sich die Bezeichnung »unzerstörbarer Kern« besser eignet, um die Zuversicht auszudrücken, dass jeder Menschen einen solchen in sich trägt.

Wenn nun Traumata weitergegeben werden, dann kann auch die Verletzung des inneren Kerns weitergegeben werden und oft die damit verbundene Verringerung des Selbstwertgefühls, mag sie noch so sehr getarnt sein. Auch das Diffuse, auch die vagen und wabernden Atmosphären, die viele Menschen in der zweiten und dritten Generation von ihren Eltern oder Großeltern erfahren mussten, das »Nicht-zu-Greifende«, kann das Wachstum des inneren Kerns und des ihn umgebenden Ortes behindern. Und damit kann die Fähigkeit des inneren Ortes, Ausgangspunkt auch für Entscheidungen zu sein, also einen inneren Ort der Bewertung und des Maßes zu bilden, geschädigt oder unterentwickelt sein.

Deswegen empfehlen wir Ihnen, sich mit Ihrem inneren Kern zu beschäftigen.

Jeder lebendige Mensch hat einen inneren, einen unzerstörbaren Kern. Auch Sie. Spüren Sie in sich hinein: Wo ist er? Oder wo könnte er sein? Vielleicht finden Sie ihn sehr schnell, vielleicht müssen Sie länger suchen. Wenn Sie diesen inneren Kern zunächst nicht finden können: Wo vermuten Sie ihn? Wohin würden Sie ihn sich wünschen? Solange Sie leben, ist dieser unzerstörbare Kern in Ihnen und wirkt in Ihnen. Wenn Sie ihn nicht finden, dann ist er versteckt oder verborgen, und es braucht Mühe und etwas Zeit, ihn wieder zugänglich zu machen.

Welche Farbe hat Ihr innerer Kern, oder welche Farbe hätte er? Aus welchem Material ist er oder wäre er? Wo in Ihrem Körper hat er sein Zuhause oder hätte es vielleicht?

Wenn Sie Ihren inneren Kern gefunden haben oder zumindest eine Ahnung haben, wo er sich in Ihnen befindet, dann nehmen Sie diese Erkenntnis oder diese Ahnung ernst. Der innere Kern kann sich im Herzen oder in der Nähe Ihres Herzens oder in Ihrer Mitte befinden, er kann aber auch an den Fußsohlen oder hinter den Ohren sein, im Schulterblatt oder im Knie. Sie selbst entscheiden, wo Sie Ihren inneren Kern wahrnehmen und spüren, es gibt kein Richtig und Falsch. Es geht nur darum, dass Sie sich ernst nehmen.

Und dann unterstützen Sie Ihren inneren Kern. Dazu empfehlen wir Ihnen vor allem zwei Wege. Der erste besteht darin, dass Sie Ihren inneren Kern gestalten.

Vielleicht schließen Sie die Augen und stellen ihn sich vor und sinnieren, welche Farbe, welche Form Ihnen zu Ihrem inneren Kern einfallen ... Und dann malen Sie ihn. Oder Sie gestalten ein Objekt aus Papier oder noch besser aus Stoff mit Fäden, mit Stoffresten, mit allem, was Ihnen in den Sinn oder unter die Hände kommt.

Sie werden merken, dass der Prozess, diesen inneren Kern zu gestalten, diesen stärkt und unterstützt und dass Sie durch den bildlichen und gestalterischen Ausdruck des inneren Kerns die Möglichkeit haben, ihn immer wieder zu betrachten oder zu berühren. Wenn Sie sich in der Auseinandersetzung mit den Traumafolgen der Eltern und Großeltern zu verlieren drohen, würdigen Sie sich durch die Aufmerksamkeit, die Sie Ihrem inneren Kern schenken, in Ihrer Eigenständigkeit und Einmaligkeit. Was »nicht zu greifen« war, wird nun greifbar und handfest.

Der zweite Weg, den inneren Kern zu stärken, besteht darin, ihn immer wieder um Rat zu fragen, ihn immer wieder zu nutzen.

Befragen Sie Ihren inneren Kern (oder Ihr »Herz« oder wie immer Sie dazu sagen): »Was sagst du dazu?«

Hier werden Sie merken, dass es immer wieder auch darum geht, Ihre eigenen Werte wahrzunehmen und zu konkretisieren, sie ernst zu nehmen und damit zu würdigen.

Mein Ich-bin-ich-Buch

Vielleicht kennen Sie die Kindergeschichte vom kleinen Ich-bin-ich. Dieses Wesen sucht in seiner ganzen Welt danach, wer es denn sei, und vergleicht sich mit allen möglichen anderen Lebewesen. Doch nie stimmt es genau mit den anderen überein, bis schließlich nichts anderes bleibt als die wunderbare Erkenntnis: Ich bin ich. Diese Kindergeschichte ist für jeden Menschen von

Bedeutung, denn jeder Mensch ist eine eigene Persönlichkeit, unverwechselbar und eigenständig, anders als die anderen, und diese Besonderheit ist zu würdigen.

Gerade wenn Menschen über die Folgen von traumatischen Erfahrungen über die Generationen hinweg beeinflusst wurden, wurden sie in diesem Sinne in ihrer Qualität des Ich-bin-ich beeinträchtigt. Sie waren nicht Ich-bin-ichs, sie waren immer auch ein »Zum-Teil-bin-ich-andere«, sie waren Teil des Erlebens der Kriegseltern- und Großelterngeneration. Deswegen ist die Vorstellung, das eigene Ich-bin-ich zu stärken, wichtig und wesentlich. Wir meinen damit nicht, dass jeder Mensch nur aus sich heraus eigen ist – im Gegenteil. Als soziale Wesen wird unser Ich maßgeblich von anderen beeinflusst und unsere Persönlichkeit dadurch geprägt. Doch in der Beziehung zu anderen deren Einfluss aufzunehmen, was zum Menschwerden und zur menschlichen Entwicklung gehört, ist etwas anderes, als von traumatischem Erleben und dessen Folgen überwältigt und »übermächtigt« zu werden. Letzteres schränkt die Möglichkeit des Ich-bin-ichs ein und deswegen empfehlen wir Ihnen, dem Ich-bin-ich besonderen Raum zu geben.

Kaufen Sie sich ein »neutrales« Buch, das heißt ein Buch, das nur leere Seiten enthält. Gestalten Sie für dieses Buch einen schönen Einband, indem Sie es mit Papier bekleben, mit Stoff umhüllen, es beschriften oder bemalen. Malen Sie Ihren Namen auf die Hülle des Buches oder auf die erste Seite. Oder Ihren Kose- oder Spitznamen, den Namen, den Sie mögen. Und dann lassen Sie daraus ein Ich-bin-ich-Buch entstehen.

Wenn Ihnen eine besondere Eigenschaft, die in Ihnen einzigartig und Ihrer Persönlichkeit unverwechselbar eigen ist, einfällt, dann notieren oder malen Sie sie auf eine Seite dieses Buches. Vielleicht muss diese Eigenschaft, diese Kompetenz oder Fähigkeit nicht gleich »einzigartig« sein, sondern einfach eine Besonderheit, die zu Ihnen gehört, die Teil Ihrer Persönlichkeit, Ihrer

Identität ist – halten Sie sie fest. Vielleicht fallen Ihnen auch Eigenschaften ein, mit denen Sie hadern, die Ihnen nicht angenehm sind. Auch diese sind ein Teil Ihres Ichs, Ihrer Identität. Wir vermuten, dass diese Aspekte im Zusammenspiel mit Ihren anderen Eigenschaften und Besonderheiten wichtig sein können, um sich als die »ganze« Persönlichkeit betrachten zu können, die Sie sind. Haben Sie Zweifel, dass Ihnen nicht so viele Eigenschaften und andere Besonderheiten einfallen werden, dass ein ganzes Ich-bin-ich-Buch gefüllt werden kann? Höchstwahrscheinlich täuschen Sie sich. Wenn Sie dieses Buch immer wieder hervornehmen und immer wieder um etwas ergänzen, was Ihnen eingefallen und aufgefallen ist, dann wird es sich nach und nach füllen.

Sollten Sie eine Person sein, die sich mit Eigenlob schwertut (das, glauben sie uns, nicht stinkt!), und feststellen müssen, dass sich die Seiten mit Selbsthader füllen, dann gilt die Regel: Als Ausgleich für jede selbstkritische Äußerung muss eine von Ihnen positiv bewertete Eigenschaft, eine kostbare Besonderheit ins Buch!

Und notieren Sie nicht nur Erfahrungen und Einsichten, die Sie selbst gemacht haben, sondern auch Rückmeldungen, Feedbacks anderer Menschen. Wenn Sie eine Beschreibung oder ein Lob oder eine stimmige, Ihnen angemessene Rückmeldung erhalten, dann halten Sie sie fest. Auch darüber wächst Ihr Ich-bin-ich-Buch.

Ihr Ich-bin-ich-Buch ist Ausdruck Ihrer eigenständigen Persönlichkeit. Es zu gestalten würdigt Ihre Persönlichkeit und lässt sie wachsen.

Vom Sinn des Eigen-Sinns

Der Eigensinn hat keinen guten Ruf. Kein Wunder. Denn unsere Eltern und Großeltern der Kriegsgeneration haben sich Eigensinn nicht leisten können oder nicht geleistet. Und so muss er auch in den nachfolgenden Generationen um seinen Ruf fürchten und ein eher verschämtes Leben fristen. Zumeist wurde und wird er gleichgesetzt mit Egoismus (»Nach mir die Sintflut!«) oder Egozentrismus (»Ich! Ich! Ich!«). Wir teilen die Abneigung der meisten Menschen gegenüber dieser egoistischen oder egozentrischen Haltung und Verhaltensweise. Doch der Eigensinn hat negative Bewertung nicht verdient. In der wörtlichen Bedeutung heißt Eigen-Sinn, einen Sinn für das Eigene zu haben. Und »Sinn« bedeutet ursprünglich »Richtung«.

Diesen Sinn für das Eigene und damit die Richtung, die das eigene Leben einschlagen soll, zu erkennen und zu entwickeln, das ist besonders für Menschen wichtig und notwendig, die unter der Weitergabe von Traumafolgen gelitten haben und leiden. Denn diese Traumafolgen haben die Wirkung, das Eigene zu überdecken, manchmal abzutöten, zumindest abzuschwächen. Deswegen möchten wir hier ein Lob des Eigen-Sinns singen. Fragen Sie sich immer, bei jeder Entscheidung, die Sie treffen müssen, bei jedem Verhalten, bei jeder bewussten Konsequenz, die Sie ziehen: Was möchte ich? Ist dies in meinem Sinne?

In diesem Sinne eigensinnig zu sein geht nicht auf Kosten anderer. Wenn Sie den Sinn für das Eigene haben, können Sie auch den Sinn anderer für deren Eigenes akzeptieren und Kompromisse eingehen. Wer den Sinn für das Eigene nicht entwickelt, wird sich dagegen leichter als Opfer in die Unterordnung zwingen lassen oder maßlos den Eigensinn anderer Menschen übersehen und nicht respektieren. Nach unseren Erfahrungen fördert solcherart Eigensinn Solidarität und ein humanes Miteinander. Den Eigensinn zu fördern und zu achten, bei sich und bei anderen Menschen, das ist *die* Alternative dazu, Traumata immer wieder weiterzugeben und sie damit wirken zu lassen. In diesem Sinne: Für eine Gegenwart und Zukunft eigensinniger Menschen!

KAPITEL 7

Antworten auf häufige Fragen – kurz und bündig

In den Gesprächen nach unseren Vorträgen oder während unserer Seminare wurden und werden uns häufig Fragen gestellt. Auf viele sind wir auf den Seiten dieses Buches eingegangen. Auf diejenigen, die wir meinen, nicht oder noch nicht ausreichend berücksichtigt zu haben, wollen wir nun als Ausgang dieses Buches eine Antwort geben.

Was ist ein Trauma?

Das Wort Trauma stammt aus dem Altgriechischen und bedeutet übersetzt »Wunde«. Es wurde ursprünglich in der Medizin als Bezeichnung für schwere körperliche Verletzungen mit schockartigen Folgen eingeführt. In der Psychologie und Psychotherapie wird es als Bezeichnung für bestimmte besonders schwere seelische Verletzungen gebraucht.

Jedes Trauma beginnt mit einem *Traumaereignis*. Traumaereignisse können sehr unterschiedlich sein. In diesem Buch sind wir vor allem auf Traumaereignisse eingegangen, die in der Kriegs- oder unmittelbaren Nachkriegszeit geschahen. Allen erwähnten Ereignissen ist gemeinsam, dass die Menschen, die sie als Opfer erlebt haben, sich existenziell bedroht und erschüttert gefühlt haben. Das Ereignis selbst macht noch nicht das Trauma aus, sondern das Trauma besteht in der Qualität des

Erlebens eines Ereignisses, in der Wunde, die durch das Ereignis hervorgerufen wird. Traumaereignisse sind Ereignisse, die Menschen als existenziell bedrohlich erleben und durch die sie in ihren Grundfesten erschüttert werden.

Zur *traumatischen Situation* gehört auch die Zeit unmittelbar danach. Die Art und Weise, wie ein Mensch, der eine existenziell bedrohliche Situation erleben musste, behandelt und begleitet wird, kann das Erleben abmildern oder es vertiefen. Ob eine Frau nach einer Vergewaltigung erneut beschämt, beschuldigt und alleingelassen wird oder ob sie Halt, Parteilichkeit und Trost erfährt, beeinflusst in wesentlichem Maße, ob die Wunde heilen kann oder ob sie offen bleibt bzw. nur notdürftig vernarbt und bei jeder Belastung wieder aufbricht. Die »Zeit danach« zählt zum *Traumaerleben.*

Für die Menschen der Kriegsgeneration galt fast immer das »Alleinsein danach«. Hier gab es wenig Trost, kaum Hilfe und Solidarität, von seelischer Unterstützung und Therapie ganz zu schweigen.

Das traumatische Geschehen wird von den Betroffenen als Ohnmachtsgefühl erlebt. Die Betroffenen sind anderen Menschen, dem Krieg, dem Hunger und anderen Bedrohungen ausgeliefert. Dies übersteigt ihre Möglichkeiten, diese Situation aktiv, selbstbestimmt und »mächtig« statt »ohnmächtig« zu bewältigen. Das ist ein weiteres wesentliches Merkmal, damit ein Geschehen als traumatisches Geschehen bezeichnet werden kann.

Ein Trauma zu erleiden ist ein *Erlebensprozess*. Die meisten betroffenen Menschen werden in der Gewissheit erschüttert, wirksam zu sein, und ihr Selbstwertgefühl wird verletzt. Fast immer sind bei traumatischen Erfahrungen andere Menschen beteiligt, bei Bombardierungen und Schüssen, bei Flucht und Vertreibung, bei sexueller Gewalt und Hunger. Fast immer ist die traumatische Erfahrung auch ein Beziehungserleben und eine Beziehungsverletzung und führt zu Misstrauen, Rückzug und anderen Beeinträchtigungen im Beziehungsverhalten.

Warum wirken Traumafolgen so lange nach?

Trauma als ein Prozess des Erlebens betrifft den gesamten Menschen, seinen Körper, seine Gefühle, sein Denken, seine Beziehungen und Beziehungsfähigkeiten. Dieser Prozess vollzieht sich auch als biologisch-neuronaler Prozess im Gehirn. Dort gibt es ein bestimmtes Teilsystem, die Amygdala, die als besonderer Schutzmechanismus das Überleben des Menschen in existenziell bedrohlichen Situationen sichern soll. Alle im Gehirn und in den anderen Bereichen des Menschen eingehenden Informationen werden daraufhin überprüft, ob sie existenziell bedrohlich sein können. Werden sie über die Amygdala als existenziell bedrohlich eingestuft, tritt ein automatisches Notfallprogramm in Gang. Dies betrifft den gesamten Körper. Im vegetativen Nervensystem wird ein Alarm-Stress-Modus aktiviert, der früher dazu diente, vor Feinden wie Säbelzahntigern oder Mammuts zu fliehen oder mit ihnen zu kämpfen.

Doch bei den meisten traumatischen Ereignissen, auf deren Folgen wir in diesem Buch eingegangen sind, gibt es kaum Möglichkeiten, zu kämpfen oder zu fliehen. Auch wenn in der Kriegs- und Nachkriegszeit viele Menschen versuchten, als Flüchtlinge dem Grauen zu entkommen, so holten der Krieg und die Bedrohung sie doch wieder ein. Wie sollte man gegen Bomben oder gegen Hunger kämpfen? Wie gegen Menschen mit Waffen und Vernichtungswillen? Die traumatischen Erfahrungen sind ja gerade durch Hilflosigkeit und Ohnmacht gekennzeichnet.

Das bedeutet, dass Anteile der Notfallreaktion nach dem traumatischen Ereignis nicht abgeschwächt wurden oder verschwanden, sondern bestehen blieben. Das, was für die traumatisierten Menschen als Selbstschutzreaktion angelegt war, wurde dann zu einer andauernden Belastung.

Hinzu kam und kommt, dass jedes Traumaereignis die Amygdala in besonderer Weise auf Dauer aktiviert. Jede neue Erfahrung wird daraufhin »abgeklopft«, ob sie möglicherweise wieder zu einem traumatischen Ereignis und damit zu einer existenziell bedrohlichen Situation führen kann. Diese Hab-acht-Stellung kann traumatisierte Menschen ihr Leben lang begleiten, mit Ängsten, mit Hocherregung, mit Misstrauen und vielem anderen mehr. Sie laufen auf »Hochtouren«, manchmal bis zur völligen Erschöpfung.

Deswegen sind die Traumafolgen so langwierig, weil das Gedächtnis des Erlebens im »Leibgedächtnis« als Traumagedächtnis besonders nachhaltig wirksam ist. Dieser eigentlich sinnvolle Mechanismus, der völlig unbewusst abläuft, hat die Funktion, Menschen davor zu bewahren, neue Bedrohungen zu erleben. Doch wenn Menschen mit ihrem Traumaerleben allein bleiben, keine Hilfe und Unterstützung erfahren, kann dieser Mechanismus die Lebensqualität nachhaltig und andauernd beeinträchtigen.

Eine Besonderheit kommt hinzu: Das Erleben des Traumaereignisses ist für viele Menschen so unaushaltbar, dass sie »dissoziieren«, das heißt, sie »beamen« sich ganz oder teilweise aus dem Erleben heraus und spalten das, was nicht auszuhalten ist, ab. Auch dies geschieht im Dienste des Überlebens und der seelischen Gesundheit. Es führt aber dazu, dass die Erinnerungen an die traumatischen Erfahrungen danach oft nur schwer zugänglich sind. An ihre Stelle tritt eine Leere – das in diesem Buch beschriebene »schwarze Loch«. Dann bleiben über Jahre und Jahrzehnte nicht die Erinnerungen an das traumatische Ereignis lebendig, aber das schwarze Loch. Die Leere beeinflusst die kommenden Generationen und wird in all ihren Facetten zu einem Erbe, das diese ungewollt übernehmen mussten.

Wodurch werden die Traumata an die nächste Generation weitergegeben?

Der wichtigste Faktor, der die Traumaweitergabe ermöglicht und bestimmt, ist die Resonanz. Das Wort Resonanz kommt von dem lateinischen Wort *resonare* und bedeutet, dass etwas hin- und herschwingt. In der Physik schwingen Schallwellen hin und her, zwischen den Menschen Qualitäten ihres Erlebens. Sie kennen es bestimmt, dass Sie spüren, wenn ein Mensch, der Ihnen begegnet, besonders angespannt ist. Sie spüren die Anspannung wie Ihre eigene, zumindest einen Teil davon. Oder Sie treffen eine andere Person und tauschen sich angeregt aus, mit Worten, mit Blicken, mit Gesten. Auch hier schwingt etwas hin und her, was beide Menschen beeinflusst.

Diese Phänomene der Resonanz können sehr unterschiedliche Qualitäten haben, vom Mitgefühl über die ansteckende Langeweile bis zur intensiven Liebe. Sie gehören zum Alltag des menschlichen Miteinanders und sind doch oft schwer in Worte zu fassen. Um die Jahrhundertwende haben die Neurobiologen entdeckt, dass die Resonanz über spezialisierte Gehirnzellen, die sie Spiegelneuronen nennen, nachweisbar ist. Wenn Sie zum Beispiel vor einem anderen Menschen stehen, dessen Schmerzzellen aktiviert werden, weil er sich in seinen Finger pikst, werden auch in Ihrem Gehirn Spiegelneuronen aktiviert und zeigen den Schmerz an, als ob Sie ihn selber erleben würden. Dies vollzieht sich teilweise bewusst, oft aber auch unbewusst, und ist letzten Endes die Basis des Mitgefühls – der Fähigkeit von uns Menschen, uns in andere hineinzuversetzen und zu spüren, was sie erleben, im Guten wie im Schlechten.

Über die Spiegelneuronen, über die Resonanzerfahrungen spüren Kinder, was ihre Eltern oder Großeltern erleben. Nicht alles, selbstverständlich nicht, aber vieles und vor allem das, was die Eltern prägt. Dieses Fühlen, dieses Spüren, dieses Weitergeben erfolgen weitgehend unbewusst und sind so wenig zu kontrollieren wie ein ansteckendes Lachen oder Gähnen. Dieser Prozess wird durch einen besonderen Umstand verstärkt: Wenn Kinder bei ihren Eltern ein Geheimnis spüren, dann strengen sie sich besonders an, dieses Geheimnis zu ergründen. Wenn ein

Kind merkt, dass die Mutter oder der Vater einen Kummer hat, aber nicht darüber redet, und das Kind den Grund des Kummers so nicht ergründen kann, dann entwickelt das Kind besonders starke Antennen für das Geheimnis, für den Kummer, für das Verstecken des Kummers, für die Leere, für das Schweigen ... Das bestätigen die Traumaforschungen und die praktischen Erfahrungen der therapeutischen Traumaarbeit. Man kann deshalb zugespitzt sagen: Wenn Sie eine Traumafolge an Ihre Kinder weitergeben wollen, dann verschweigen Sie diese. Sie erreichen dadurch, dass die Kinder besonders neugierig werden und besonders empfänglich für das, woran Sie leiden. Das wollen Sie natürlich nicht, aber Ihre Eltern und Großeltern, die diese Konsequenz höchstwahrscheinlich auch nicht wollten, haben so gelebt und so gehandelt.

Täter? Opfer? Opfer/Täter?

Viele Menschen, die am Zweiten Weltkrieg beteiligt waren, haben als Täter und Täterinnen gehandelt und sich schuldig oder mitschuldig an den Verbrechen des Nationalsozialismus gemacht. Eine Mehrheit der deutschen Bevölkerung war lange Zeit von Hitler und der Nazi-ideologie überzeugt und hat sie zumindest unterstützt. Auch wenn dies in den Nachkriegszeiten oft vertuscht wurde und viele es nicht mehr wahrhaben wollten, ist dies eine historische Wahrheit. Diese Wahrheit muss gewürdigt werden. Viele Menschen der Kriegsgeneration haben Schuld auf sich geladen, und das muss ausgesprochen werden.

Und viele andere Menschen waren Opfer. Sie waren Opfer der nationalsozialistischen Verbrechen oder unschuldige Opfer des Krieges oder der Weltkriegsauswirkungen.

Und dann gab und gibt es viele Menschen, die Opfer und Täter/innen zugleich waren. Wer als Hitlerjunge die Nazis unterstützt hat und sich freiwillig für den Krieg gemeldet hat, wer die Verfolgungen und Ermordung der Juden, der Sinti und Roma, der Kriegsgefangenen, der Homosexuellen und anderer unterstützt hat, war Täter/in und ist dann vielleicht zum Opfer geworden, wenn er oder sie von der nationalsozialistischen Kriegsmaschinerie zermahlen wurde. Die Frau, die die NSDAP gewählt, an den »Endsieg« geglaubt und weggeschaut hat, wenn Nachbarn »verschwanden«, musste flüchten und wurde anschließend aus ihrer Heimat vertrieben und erlitt dabei Hunger und Gewalt. Vor allem die Menschen, die in der Kriegszeit Jugendliche waren, denen man ihre Jugend genommen hat und deren Werte, an die sie geglaubt haben, zusammengebrochen sind, müssen sich in hohem Maß zerrissen gefühlt haben. Bei vielen Menschen sind das Tätersein und das Opfersein gleichzeitig vorhanden. Diese Mischung hat das verbale und vor allem emotionale Schweigen über die Kriegserfahrungen noch verstärkt. Denn viele ehemalige Täter/innen oder Mittäter/innen haben Schuldgefühle und mit dem Schweigen über ihre Schuld schweigen sie auch über ihre Erfahrungen als Opfer. Andere spüren keine Schuldgefühle, obwohl sie Schuld auf sich geladen haben. Sie verdecken diese Schuld durch einen Vorhang des Schweigens, der das allgemeine Schweigen über die Erfahrungen der Opfer ergänzt und vertieft.

Wir können an dieser Stelle nichts anderes tun, als zu betonen, dass wir uns der Komplexität dieses Themas bewusst sind. Bei all unseren Aktivitäten, in unseren Vorträgen, Seminaren, Fortbildungsveranstaltungen, Tagungen, Erzählcafés, Forschungs- und Modellprojekten, Veröffentlichungen und in unserer therapeutischen Praxis gilt unser Engagement den traumatisierten Menschen jeden Alters.

Wenn Menschen der Kriegsgeneration traumatische Erfahrungen gemacht haben, dann sind sie Opfer. Als diese Opfer verdienen sie unsere Solidarität und unser Mitgefühl. Wenn sie Schuld auf sich geladen haben als Täter oder Täterin, dann verdient dies Vorwürfe und Anklagen. Zwischen beiden muss das schon so oft erwähnte UND stehen. Das gelingt uns im Umgang mit einzelnen Menschen besser, als es in allgemeinen Formulierungen möglich ist.

Wir sind parteilich für die Menschen, die Opfer geworden sind und darunter leiden. Dazu zählen die Kinder und Enkel der Kriegsgeneration, die Opfer des Verschweigens, Opfer der Weitergabe von Traumafolgen waren und sind.

Macht das krank?

Gelegentlich werden wir gefragt, ob die Weitergabe von Traumafolgen die Angehörigen der zweiten und dritten Generation krank macht oder ob Erkrankungen auf eine solche Traumaweitergabe zurückzuführen sind. Unsere Antwort auf diese Frage ist ein klares »Vielleicht«. Eindeutige und zu verallgemeinernde Zuordnungen von transgenerativen Traumaweitergaben zu körperlichen Erkrankungen wie Krebs oder Herzerkrankungen oder zu seelischen Erkrankungen wie Depression sind Spekulation, die wir für fahrlässig halten. Auch die Verbreitung von Demenz auf Kriegserfahrungen und deren Weitergabe zurückzuführen, ist allenfalls eine Vermutung. Selbstverständlich bedeuten das Leiden unter den Traumafolgen und deren Weitergabe seelischen und körperlichen Stress, und selbstverständlich kann Stress Krankheiten auslösen bzw. Krankheitsanfälligkeiten verstärken. Der Druck, der weitergegeben wurde über Generationen, kann sich auch in individuell erhöhtem Blutdruck auswirken. Die dauerhafte Erregung kann zu Beeinträchtigungen der Herzfunktion führen, die ungelebte Trauer in eine Depression münden. Doch all dies sind einzelne Zusammenhänge, die ausschließlich individuell betrachtet werden müssen. Jede Erkrankung ist bei jedem Menschen unterschiedlich und ist Ergebnis unterschiedlicher Einflüsse und Faktoren. Wir sind deswegen nicht nur sehr vorsichtig damit, spezielle Erkrankungen pauschal als Ergebnis von Traumaweitergabe zu erklären, sondern lehnen das grundsätzlich ab. In der Begleitung *einzelner* Menschen allerdings ist es sinnvoll und notwendig, Zusammenhänge zwischen subjektivem Erleben, Traumata und Traumaweitergabe sowie Krankheitsprozessen zu erkennen und daraus Wege der Unterstützung und Veränderung zu erarbeiten.

Um die Auswirkungen der Weitergabe von Traumafolgen zu beschreiben, ist ein weitaus treffenderer Begriff als der der Krankheit das Leiden. Die traumatisierten Menschen der Kriegsgeneration haben gelitten und leiden manchmal immer noch, und sie haben dieses Leiden weitergegeben. Die Traumaweitergabe verursacht Leiden, ja, und deswegen muss jedes individuelle Leiden gewürdigt werden, und deswegen müssen, sollten und dürfen Menschen jeden Alters sich daran machen, dieses Leiden zu verringern. Dies gilt für Sie, wenn Sie dieses Buch gelesen haben, und das gilt auch für die Menschen, die Ihnen nachfolgen, für Ihre Kinder und Enkel. Wenn Sie sich mit dem Leiden beschäftigen, das aus der Weitergabe kriegstraumatischer Erfahrung entstanden ist, wenn Sie sich dessen bewusst werden und wenn Sie aktiv darangehen, dieses Leiden zu verringern, dann tun Sie etwas für die nächste Generation, dann fördern Sie, dass der Kreislauf des Leidens durch die Weitergabe von Traumata unterbrochen wird!

In diesem Sinne danken wir Ihnen, dass Sie dieses Buch gelesen und sich mit dem Thema beschäftigt haben.

Zitierte Literatur

Frick-Baer, G. (2009): *Aufrichten in Würde. Methoden und Modelle leiborientierter kreativer Traumatherapie.* Neukirchen-Vluyn

Baer, U.; Frick-Baer, G. (2010): *Wie Traumata in die nächste Generation wirken. Untersuchungen, Erfahrungen, therapeutische Hilfen.* Neukirchen-Vluyn

Baer, U.; Frick-Baer, G. (2014): *Das große Buch der Gefühle.* Weinheim

Johr, B. (2005): Die Ereignisse in Zahlen. In: dieselbe und Helke Sander (2005): *Befreier und Befreite: Krieg, Vergewaltigungen, Kinder. Die Zeit des Nationalsozialismus.* Frankfurt am Main

Radebold, H. (2005): *Die dunklen Schatten unserer Vergangenheit. Ältere Menschen in Beratung, Psychotherapie, Seelsorge und Pflege.* Stuttgart

Schmidbauer, W. (2008): *Er hat nie darüber geredet. Das Trauma des Krieges und die Folgen für die Familie.* Stuttgart

Zukunftswerkstatt *therapie kreativ*

SEMNOS GRUPPE

Finden Sie passende Seminare und Fortbildungen zu unseren Büchern!

Die **Zukunftswerkstatt** *therapie kreativ,* die von Udo Baer und Gabriele Frick-Baer gegründet und aufgebaut wurde, bildet seit über 30 Jahren aus und weiter.

Schwerpunkte des Fortbildungsprogramms sind:

» **die dreistufigen Fortbildungen** in Tanz-, Musik- und Kunsttherapie sowie der leiborientierten Therapie
» **Fachfortbildungen und Seminare** zu Themen wie Traumatherapie, Psychiatrie, Poesietherapie, Essstörungen, Sucht, Familientherapie ...

Informieren Sie sich auf unserer Webseite und fordern Sie unser kostenloses Halbjahresprogramm an!

Zukunftswerkstatt *therapie kreativ*
Blumenstraße 54a, 47057 Duisburg-Neudorf
Tel.: +49-2845-944974, E-Mail: info@zukunftswerkstatt -tk.de
www.zukunftswerkstatt -tk.de

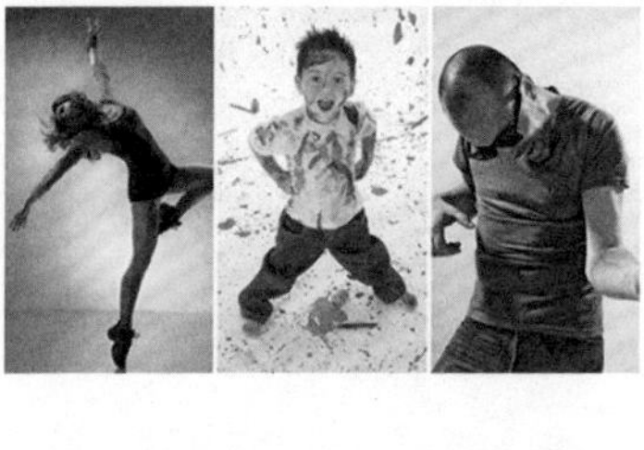

Wissenswertes über das Autorenpaar sowie zahlreiche Informationen zu deren Veranstaltungsangeboten, Vorträgen und Büchern finden Sie online unter: **www.baer-frick-baer.de**

Das Fortbildungsinstitut für Kreative Leibtherapie.